医学遗传学
实验和学习指导 第二版

Medical Genetics
Experiment and Study Guide

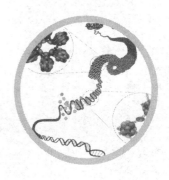

主　编　姚登兵　何江虹
副主编　吴　红　谢晓玲　林社裕　张　洁
参　编　陈曹逸　钱晓伟　王鸿奎　沈笃恬
　　　　张书强　朱昌来　苏文凤　李石营

本书配套电子资源

南京大学出版社

第二版前言

　　医学遗传学是医学科学领域中研究十分活跃的前沿学科,它已成为 21 世纪带动医学科学发展的学科之一。医学遗传学是一门重要的医学基础课程。为了帮助同学们学好这门课程,2014 年我们组织医学院校的一线骨干教师编写了《医学遗传学》。本课程是横跨基础医学与临床医学的桥梁课程,它既带有基础医学的一些性质,也具有临床医学与实验医学的某些特点,可能具有不完全等同于基础医学课程的学习方法,因此如果能在实验内容与学习方法上加以指导,并通过一些实验及习题加以启发复习,则不仅有助于该课程的学习,而且有利于其他临床医学课程的学习,从而达到触类旁通的效果。另一方面,由于受到课时和篇幅的限制,《医学遗传学》中对医学遗传学的实验内容介绍不足,而这对于启迪医学生思考问题的思路是非常必要的。因此,经与部分编写人员协商研究后决定编写《医学遗传学》的配套教材《医学遗传学实验和学习指导》。本教材按照教学大纲的要求,总结了教师们多年的教学经验和体会。本教材的内容由两部分组成。第一部分为"医学遗传学实验",该部分是为配合医学遗传学的理论教学而设置的,通过实验教学,力求使学生们掌握正规的实验操作技术,加深对遗传学基本理论的认识。本教材作者总结多年教学实践经验,并结合目前实验室条件,精选安排了 17 个实验内容,包括染色体标本的制备、人类染色体的观察及核型分析、性染色质检查、皮纹分析、人类遗传性状调查、基因诊断等。第二部分为"医学遗传学学习指导",学习指导根据医学遗传学教学大纲和教材内容而编写,以提高教学质量为宗旨,将教学

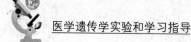

内容及知识点进行了归纳和总结，以帮助学生提高学习效率，达到事半功倍的效果。其内容包括与教材相对应的 16 个章节内容的教学大纲要求及复习思考题，并附有参考答案，以帮助学生更好地掌握基本知识。

我们在编写这本《医学遗传学实验和学习指导》时，试图兼顾基础和临床两个方面，意在鼓励有条件的学校加强基础医学与临床医学老师的合作，使医学遗传学教学走进病房、门诊，走进社区。在使用本教材时，可根据实际情况，选择其中的一些实验作为代表进行教学。对于某一个具体的实验而言，每一个实验室可能有其自己的方法。本教材所提供的只是一些基本的方法，在具体的教学中，师生可根据实际情况加以修改。第二部分为医学遗传学各章教学大纲要求与习题，虽然机械地做一些习题并不是最理想的学习方式，但学习也是不断练习、不断实践的过程，习题是实现这一过程的途径之一；同时，我们鼓励学生通过各种途径达到学习的目的。

本教材适用于医学院校七（八）年制学生、本（专）科学生学习医学遗传学；对于参加研究生入学考试、在职人员晋升考试和自学考试的读者，也不失为一本有指导价值的参考书；对于从事医学遗传学教学的教师亦有一定的参考价值。

编　者

目 录

第一部分　医学遗传学实验须知

一、实验目的

医学遗传学实验课是医学遗传学课程的重要内容，但其具有一定的独立性和完整性。通过本课程的学习，经过实验操作的强化，掌握本学科的基本实验内容和操作技能，进一步加深对医学遗传学基本理论和基础知识的理解，起到理论联系实际的效果，并提高学生分析问题、综合问题和解决问题的能力。

二、实验前要求

(1) 实验课前做好预习，了解实验目的、要求、方法和步骤及注意事项。

(2) 巩固医学遗传学理论的相关内容，加深对其基础理论知识的理解。

(3) 初步预判实验的可能结果。

(4) 了解实验室的规章制度及通过实验安全知识测试。

三、实验中的要求

(1) 进入实验室严格遵守实验室规则，防止各类事故的发生。实验室应保持肃静，不准高声喧哗、打闹，串组，乱动与本实验无关的仪器、药品或带出室外，否则取消实验资格；不准抽烟、饮食、随地吐痰、乱抛纸屑杂物；不准做与实验无关的事；实验时需穿工作服，注意清洁卫生，实验中用过的废弃物品要及时清理，避免堵塞下水管道。

(2) 爱护实验仪器，使用仪器前认真查阅仪器操作说明，实验要在任课教师和实验教师的指导下进行，按要求仔细操作。仪器一旦在运行中出现故障，应立即停止使用，在使用本上写明情况并报告任课老师。使用微量加样器时，一定调整好取用量，规范操作。

(3) 各种实验试剂用后放回原处，瓶盖封严，轻拿轻放，尤其注意按要求使用有毒有害试剂并做好个人防护。

(4) 认真观察和综合分析实验所出现的现象与结果并及时记录。如果实验结果与理论结果不一致，须及时进行科学分析，判断结果的可靠性，寻找出现偏差的原因。

(5) 实验小组必须在指定的时间内完成计划规定的实验。无特殊情况不再给予补做。

四、实验后的注意事项

（1）实验后，整理清点使用的仪器、设备，注意放回原处，以便备用。

（2）如有仪器损坏，要及时报告老师并在仪器使用登记本上记录。凡属非实验自然性的一切破损事故均由责任者照价赔偿。

（3）做好清洁卫生工作。保持桌面整洁，凳子摆放整齐，地面干净。

（4）离开实验室前，检查并关闭门、窗、水、电。

五、实验室的意外应急处理

（1）实验室如遇着火等意外事件发生，必须镇静做紧急处理，并立即报告老师。

（2）着火、烫伤的应急处理：要立即将事故现场的人员进行疏散，撤离到安全地带；将一切易燃品移至远处，然后用水扑灭或者切断电源。视事故情况，拨打119电话报警；如发现现场有人员灼伤的，用烫伤软膏涂抹，如伤势较重，立即与120急救中心取得联系，并维护好现场的秩序，保证实验室的通道畅通，为火灾的抢救和伤员的急救做好准备。

（3）触电事件的应急处理：遇到人员触电时，应立即切断电源，并将触电者移到安全场所；同时与120急救中心取得联系，组织抢救。

（4）若有毒药品泼溅到皮肤上，应用大量清水进行清洗，必要时，去医院处理。

（5）割伤出血：如遇玻璃割伤出血，有玻璃留在伤口，先取出玻璃碴，再用碘酒或红药水消毒后，用纱布包扎。

实验一　人体外周血淋巴细胞培养
及染色体标本制备

一、实验目的

（1）学习人体外周血淋巴细胞悬浮培养的基本原理和方法。

（2）利用培养的分裂细胞制备人类染色体标本。

二、实验原理

在细胞周期的不同阶段,分裂中期的染色体是最为典型和最易观察的。生理条件下,人体外周血淋巴细胞主要是退出细胞分裂期,几乎没有分裂能力的小淋巴细胞,即处在 G0 期。当在培养基中加入植物血凝素(phytohemagglutinin,PHA)时,这种小淋巴细胞受到刺激后转化为淋巴母细胞,重新进入细胞分裂期。体外短期培养后,淋巴细胞分裂相对增多,并处于有丝分裂的不同阶段。在终止培养前数小时,加入一定浓度的秋水仙素。秋水仙素是常见的有丝分裂阻断剂,能够特异性地抑制纺锤体的形成,使细胞停滞于分裂中期,从而获得大量便于观察的分裂中期染色体。

三、实验用品

1. 器材

CO_2 细胞培养箱、光学显微镜、恒温水浴箱、离心机、离心管、一次性无菌注射器、量筒、移液器、滴管、试剂瓶、载玻片等。

2. 试剂

RPMI - 1640 培养基、小牛血清、胰蛋白酶、链霉素、青霉素、$NaHCO_3$、生理盐水、肝素、植物血凝素、秋水仙素水溶液、KCl 溶液、甲醇、冰醋酸、Giemsa 染液等。

(1) 卡诺氏(Carnoy)固定液:甲醇：冰乙酸＝3：1(体积比),每次使用前需临时配制。

(2) Giemsa 原液:Giemsa 粉剂 0.8 g,甲醇 50 mL,甘油 50 mL(Giemsa 粉剂溶解于甲醇中,研钵中充分研磨,溶解后加入甘油,混合均匀,37℃—40℃温箱中放置 8—12 h。有色玻璃瓶中密封保存)。

Giemsa 工作液:使用前以 1/15 mol/L 磷酸盐缓冲液(PB,pH6.4—6.8)1：10 (体积比)临时配制。

四、实验步骤

1. 采血

75％酒精棉球常规消毒肘部皮肤,使用事先抽取肝素的一次性注射器从肘静脉抽血 0.3—0.5 mL。在 10 mL 培养基中滴入 30—40 滴全血,轻轻摇匀。

2. 细胞培养

CO_2 细胞培养箱中,淋巴细胞培养时间为 68—72 h。培养过程中,定期轻轻摇匀,以使所有细胞充分接触培养基。

3. 秋水仙素处理

在终止培养前的 2—4 h,向培养基中加入配置好的秋水仙素水溶液 2 滴,终浓度为 0.07 μg/mL,轻轻摇匀。继续培养 2—4 h。

4. 染色体制备

(1) **收集细胞**:培养箱中取出淋巴细胞培养瓶,使用吸管轻轻吹打培养基并移入离心管内,1 000 rpm 离心 8 min,弃上清,收集培养细胞。

(2) **低渗处理**:向离心管中加入 37℃预温的 KCl 低渗液 8 mL,吸管轻轻吹打混匀,37℃水浴箱中低渗 25 min。通过低渗处理,红细胞破裂得以去除,淋巴细胞膨胀染色体得以分散。

(3) **预固定**:低渗处理后,离心管中加入 0.5 mL 固定液,吸管轻轻吹打混匀,静置 5 min,800 rpm 离心 8 min。

(4) **一固定**:弃上清,留液体约 0.5—1 mL,加入固定液 8 mL,吸管轻轻吹打混匀,静置 8 min,800 rpm 离心 8 min。

(5) **二固定**:弃上清,留液体约 0.5—1 mL,加入固定液 6 mL,吸管轻轻吹打混匀,静置 8 min,800 rpm 离心 8 min。

(6) **三固定**:弃上清,留液体约 0.5—1 mL,加入固定液 6 mL,吸管轻轻吹打混匀,再次静置 8 min,800 rpm 离心 8 min。

(7) **滴片**:弃上清,留少许液体约 0.5—1 mL,轻轻吹打混匀形成细胞悬液。吸管吸取少量细胞悬液,从 20 cm 或更高距离上滴在预冷的载玻片上,每片 2—3 滴即可,空气干燥。滴片使得淋巴细胞细胞膜破裂,染色体进一步分散,利于后面的染色观察。

(8) **染色和观察**:晾干的玻片放入染色缸,使用 Giemsa 工作液染色约 5 min,流水于玻片空白处轻轻冲洗掉多余的染液,空气中自然晾干,显微镜下观察。

五、注意事项

(1) **培养条件**:培养箱的温度控制在 37±0.5℃,培养基的 pH 值控制在 7.2—7.4。

(2) **PHA 处理**:PHA 有黏多糖、蛋白质两种重要成分。粘多糖促使细胞有丝分裂,蛋白质则起凝集作用。PHA 激活的细胞数随其浓度而增加,但

PHA 浓度过高会引起凝集,一般用 30—40 mg/100 mL。

(3) 秋水仙素处理:秋水仙素特异性阻断有丝分裂过程中纺锤体的形成,使细胞停留于分裂中期。秋水仙素在淋巴细胞培养末期的处理,对于能否看到大量分裂中期染色体至关重要。秋水仙素的处理时间 2—4 h 为宜,作用时间过长(用量过大),分裂细胞多,染色体短小以及出现异常分裂现象;相反,作用时间过短(用量过小),则分裂细胞少,染色体细长。

(4) 低渗处理:以渗透压和离子强度均低于正常细胞生理条件的低渗液处理细胞。我们采用 KCl 溶液进行低渗处理,能够让红细胞破裂,淋巴细胞肿胀。KCl 溶液的浓度以 0.075 mol/L 为宜,37℃作用约 25 min。低渗处理后,细胞混匀时动作要轻,防止淋巴细胞破裂,染色体丢失。

(5) 细胞固定:实验过程中,细胞要经过多次固定。固定液在使用前临时配置,长时间放置影响固定效果。固定液的加入量要适中,不宜过多。细胞吹打混匀时用力不能太大,以免细胞破裂,染色体丢失。

(6) 细胞滴片:细胞悬液滴片时,吸管高度至少 20 cm 或更高。载玻片要清洗干净不能有油污,用前需要预冷。否则,染色体分散度不好。

(7) 离心配平:每次细胞离心之前,一定要先配平,防止对离心机造成损伤。离心速度过高,细胞成团不易吹散;离心速度过低,细胞收集率不高。

六、思考题

1. 植物血凝素和秋水仙素的作用? 在本实验中,植物血凝素和秋水仙素的使用对于染色体的制备有什么帮助?

2. KCl 溶液处理淋巴细胞的目的? 有哪些注意事项?

实验二　小鼠骨髓细胞染色体标本制备

一、实验目的

(1) 掌握小鼠股骨骨髓细胞染色体标本制备的一般方法。

(2) 观察小鼠染色体的形态及特征。

二、实验原理

骨髓作为机体的主要造血组织,骨髓细胞需要不断地分裂分化以补充和更新老化的各种血液细胞。与其他组织细胞相比,骨髓细胞具有旺盛的分裂增殖能力,其有丝分裂相细胞比例更大。在取材收集骨髓细胞之前,用常见的有丝分裂阻滞剂秋水仙素进行一定时间的处理,能获得更多分裂中期的细胞和染色体,更利于染色体观察。

在骨髓染色体标本制备基础上,可以观察毒性物质或环境有害因素对体内细胞染色体的影响;因而也被用做检测有害物质遗传毒性的常用实验方法。

三、实验用品

1. **器材**

光学显微镜、恒温水浴箱、离心机、离心管、一次性无菌注射器、滴管、眼科剪、载玻片等。

2. **试剂**

秋水仙素水溶液、KCl、甲醇、冰醋酸、Giemsa 染液等。

卡诺氏(Carnoy)固定液和 Giemsa 染液配方见实验一"人体外周血淋巴细胞培养及染色体标本制备"。

四、实验步骤

1. **取材**

取材前约 3—4 h,小鼠 0.1 mL/10 g 体重标准腹腔注射预先配置的浓度 0.04%秋水仙素水溶液。颈椎脱臼法处死小鼠,分离并取出股骨,用眼科剪小心剔除附着于股骨上的肌肉和结缔组织。眼科剪减去股骨两端骨骺及少量骨皮质,暴露骨髓腔内的红骨髓。一次性注射器抽取约 5 mL 浓度 0.075 mol/L 的 KCl 溶液冲洗骨髓腔,液体收集在离心管中,反复冲洗至少两次以上,直到骨髓腔变白。

2. **染色体制备**

(1) **低渗处理**:吸管轻轻吹散并吹打均匀离心管中收集的骨髓细胞,37℃水浴箱中低渗约 20 min。

(2) **预固定**:低渗处理后,离心管中加入 2—3 滴固定液,吸管轻轻吹打混匀,2 500 rpm 离心 5 min。

(3) **一固定**:弃上清,留液体约 0.5—1 mL,加入固定液 5 mL,吸管轻轻吹打混匀,静置 10 min,2 500 rpm 离心 5 min。

(4) **二固定**:弃上清,留液体约 0.5—1 mL,加入固定液 5 mL,吸管轻轻吹打混匀,再次静置 10 min,2 500 rpm 离心 5 min。

（5）**滴片**：弃上清，留少许液体约 0.5—1 mL，轻轻将沉淀吹打混匀。吸管吸取少量细胞悬液，滴在预冷的载玻片上，每片 2—3 滴即可，空气自然干燥。

（6）**染色和观察**：晾干玻片放入染色缸，使用 Giemsa 工作液，染色约 5 min，流水轻轻冲洗掉多余的染液，空气中自然晾干，显微镜下观察。小鼠染色体均为端着丝粒染色体，且数目与人类染色体不同，$2n = 40$。

五、注意事项

（1）取材：眼科剪剔除股骨上的肌肉及结缔组织时，动作要干净迅速，尽量剔除干净；以免冲洗骨髓腔时将组织块混入离心管液体中，影响后面的染色体制备。

（2）染色体制备：可参照实验一"人体外周血淋巴细胞培养及染色体标本制备"注意事项。

六、思考题

1. 多种细胞可用于染色体标本制备，骨髓细胞与外周血淋巴细胞相比，有什么不同和特点？

2. 小鼠骨髓细胞取材过程中，有哪些注意事项？

实验三　人类染色体 G 显带技术

一、实验目的

初步掌握染色体 G 带标本的制备技术。

二、实验原理

所谓显带染色体是指染色体标本经过一定程序进行处理，并运用特定染料染色，使染色体沿其长轴显现出明暗或深浅相间的横行带纹，称之为染色体带，这种染色体带显现的技术，称为显带技术。通过显带技术，可以使各号色体都显现出独特的带纹，便构成了染色体的带型。每对同源染色体的带型基本相同而且稳定，而不同对染色体的带型不同。人们可以识别 23 对不同类型的染色体，并能识别同一号染色体上的不同区带，从而提高了染色体核型分析的准确度，为临床上某些疾病的诊断提供了有效的手段。

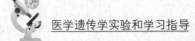

经研究发现,人染色体标本经胰蛋白酶、NaOH、柠檬酸盐或尿素等试剂处理后,再用 Giemsa 染液染色,可使每条染色体上显示出深浅交替的横纹,这就是染色体的 G 带。G 显带具有很多优点,如制备方法简便易行,标本可长期保存,带纹清晰,成本低廉,制备周期短,普通光学显微镜即可观察。故 G 显带已成为当今细胞遗传学与分子细胞遗传学领域中应用广泛的一种技术,并成为研究分析染色体的主要常规方法之一。

三、实验用品

1. 材料

常规方法制备的中期人类染色体标本(以标本片龄不超过 30 天为宜)。

2. 器材

普通光学显微镜、烤箱、恒温培养箱、恒温水浴箱、冰箱、染色缸、小镊子、玻片架、擦镜纸、吸水纸。

3. 试剂

0.25%胰蛋白酶溶液、生理盐水、蒸馏水、小牛血清、Giemsa 工作液、Giemsa 原液、1/15 M 磷酸缓冲液。

1/15 M 磷酸缓冲液:1/15 M Na_2HPO_4(11.876 g/L)、1/15 M KH_2PO_4(9.078 g/L)等体积混和。

四、实验步骤

(1) **标本老化**:将常规制备的人染色体玻片标本(未染色白片)气干后放置于 70℃烤箱中处理 2 h,然后放入 37℃恒温培养箱备用,3—7 天进行显带为宜;

(2) **胰蛋白酶处理**:将标本浸入胰蛋白酶溶液(已置 4℃冰箱 1 h 以上)中40—50 秒后,用小牛血清稀释液终止胰酶的消化(整片浸没,使反应完全终止),再用细流水冲去多余胰酶。

(3) **染色**:将标本浸入 Giemsa 工作液(Giemsa 原液以 pH6.8 的磷酸盐缓冲液按 1∶10 稀释)中染色 8 min 左右,自来水(细水流)冲去多余染料,晾干。

(4) **镜检**:由低倍镜找到合适的细胞分裂相,然后转换油镜观察其显带情况,油镜下可见分散良好的染色体纵轴上呈现深浅不同带纹,即为可读标本。

五、注意事项

(1) 常规制备的染色体标本,要有较多分裂相,分散良好,染色体长度适中。

（2）G 显带的关键在于标本的胰酶处理时间。染色体在胰酶中的处理时间可因制片质量、片龄不同等原因而不同。因此每次进行染色体 G 显带时，最好先试做一张制片，摸索胰酶处理时间。若染色体着色还较深，带纹不明，则为显带不足，应适当延长胰酶预处理时间；若染色体变粗并边缘发毛，甚至呈糊状，则为显带过头，预处理过度，应缩短胰酶处理时间。

（3）Giemsa 染色时间应适中，时间短，着色不够，深浅带反差小；若反应时间过长，着色深，亦影响带纹反差，不易识别。

六、思考题

1. 染色体显带技术是如何分类的？
2. 为什么说 G 显带是应用最广泛的一种技术？哪些因素会影响 G 显带的效果？

实验四 人类染色体 G 显带核型分析

一、实验目的

（1）观察 G 显带染色体的形态结构，掌握 G 显带核型分析方法。
（2）初步掌握各号染色体的带型特征，识别每一条染色体。

二、实验原理

核型是指染色体组在有丝分裂中期具有的表型，核型分析是指通过染色体的相对长度（relative length）、臂比（arm ratio）和着丝粒指数（centromeric index）将一个细胞内的全部染色体一一配对，按大小、顺序排列并进行形态分析的过程。因此核型可代表某一个体或某一物种的染色体组成。核型分析可用于探讨物种亲缘关系与进化、远缘杂种的鉴定以及人类遗传病的机制。

人类染色体标本运用 G 显带处理后，染色体上可显示出深浅相间的条纹，并且其 G 带带纹特征较为恒定。因此运用 G 显代技术，可较为准确的识别出每条染色体，发现染色体上较细微的结构畸变，提高染色体核型分析的准确性。

核型分析一般可在显微镜下直接进行，也可进行显微照相，经冲洗、放大后，再根据照片进行分析。根据《人类细胞遗传学命名的国际体制》（ISCN）提出的标准,按照每条染色体的特异带型(参照附表 1),将照片上的染色体按其轮廓剪下,进行配对、分组、排列,并贴在报告纸上。人体细胞有 46 条染色体,包括 22 对为常染色体,和 1 对性染色体(男性为 XY,女性为 XX)。核型分析后,将其分析结果按国际标准进行描述。

三、实验用品

1. 材料
中期染色体 G 显带分裂相照片
2. 器材
剪刀、镊子、核型分析纸、直尺、胶水、铅笔和橡皮。

四、实验步骤

(1)每位同学发两张相同的正常人外周血淋巴细胞 G 显带中期分裂相照片。

(2)其中一张照片按每号染色体的特征仔细辨别每条染色体,在此基础上用剪刀将照片上的染色体逐条剪下,排列在核型分析报告纸上,反复调整后认为准确无误再用胶水贴上。

(3)将另一张照片适当剪小,粘贴在核型分析纸上方正中间。

(4)根据核型分析结果,填写核型、报告者、报告日期。

五、注意事项

(1)剪贴时应注意一对染色体要排列紧密,不要有间隔,而每对之间要有间隔。着丝粒都要排列在横线上。上下线染色体要求对齐排列。

(2)X 染色体排列在 C 组旁,Y 染色体排列在 G 组旁。

(3)按染色体轮廓剪成长方形,以便排列、配对和粘贴。

六、思考题

1. 除了显带核型分析技术还有哪些核型分析技术?
2. 核型分析对临床遗传疾病的诊断有何意义?

附表 1：人类细胞染色体

组号	染色体号	染色体	特征		
			短臂(p)	长臂(q)	其他
A组	1	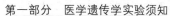	近侧段和中段各有一条深带，中段深带稍宽，在处理较好时，远侧段可显出 2—3 条淡染的深带。	次溢痕(呈多态性)紧贴着丝粒，染色浓。其远侧为一宽的浅带，中段和远侧段各有两条深带，以中段第 2 深带染色较浓，中段两条深带稍靠近。	着丝粒和次缢痕染色深。
	2		4 条深带，中段的两条深带稍靠近。	可见 6—7 条深带，接近着丝粒的 1/3 区段的着色很浅，其余远侧区段上，带纹分布较均匀，着色亦深。	着丝粒染色很浅。
	3		近端 1 条深带，远端 2 条深带较靠近末端，其中远侧的一条带较窄，着色较浅，是鉴别第 3 号染色体短臂的主要特征。	长臂的近侧部和远侧部一般各有 1 条较宽的深带。	两臂带型分布对称。p、q 中部各一条明显而宽的浅带，着丝粒及附近着色深。
B组	4		中央可见一条中等着色带。	均匀分布的 4 条深带，在处理较好的标本上，在 2、3 深带间还可显出一条较窄的深带。	

(续表)

组号	染色体号	染色体	特征		
			短臂(p)	长臂(q)	其他
C组	5		可见 1—2 条深带，其远侧的深带宽而且色浓。比 4 号更容易深染。	近侧段一条深带，染色较淡；中段可见 3 条深带，染色较浓，有时融合在一起，呈"黑腰"；远侧段可见 1—2 条深带，近末段深带着色较浓。	
	6		中段有一条明显而宽的浅带，近侧段和远侧段各有一条深带，近侧段深带紧贴着丝粒。	可有 4—6 条深带，近侧的一条紧贴着丝粒，远侧末端的一条深带窄而且着色较浅。	着丝粒染色浓。
	7		有 3 条深带，中间的一条深带窄而且着色极淡，远侧近末段的深带着色浓而稍宽，形似"瓶盖"，是辨别 7 号染色体的明显特征。	有 3 条明显的深带，远侧近末段的一条深带着色较淡，其中第 2 和第 3 深带稍接近。	着丝粒染色浓。
	8		有 2 条深带，其间有一条较明显的浅带，是区别于 10 号染色体主要特征。	近侧段可见 2—3 条分界不明显的深带，远侧段有一明显而恒定的深带。	
	9		远侧段可见两条深带，有时融合成一条深带。	2 条明显的深带，次缢痕通常不着色且是多态性的；有些标本上呈现出特有的"颈部区"。	着丝粒染色浓。

组号	染色体号	染色体	特征		
			短臂（p）	长臂（q）	其他
10		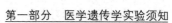	近中段有一条深带。在较好的标本上，可出现2条浅染的深带。	可见明显的3条深带，近侧的一条着色最浓。这3条明显的深带是与8号染色体区别的特征。	着丝粒染色浓。
11			近中段可见一条宽的深带，标本处理较好这条深带可分为两条较窄的深带。	近中部有2条深带，常融合成一条，与着丝粒之间是一条较宽的浅带。	着丝粒染色浓。
12			中段可见一条深带。	中部由中间宽，两边窄的3条深带组成，常融合成一条较宽深带，与着丝之间有一条浅带，与11号相比较窄，是区别于11号的主要特征。	着丝粒染色浓。
x			中段有一条明显的深带，宛如"竹节状"。在有些标本上其远侧还可见一条窄的、着色淡的深带。	可见4条深带，近侧一条最为明显。	长度介于7号和8号染色体之间。着丝粒有时染色淡。

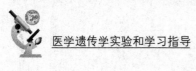

(续表)

组号	染色体号	染色体	特征		
			短臂(p)	长臂(q)	其他
D组	13			可见 4 条深带,其中第 1 和第 4 条深带较窄,亦较淡;第 2 条深带最宽,第 3 条次之;有时第 2、3 和 4 带融合在一起。	着丝粒染色浓。
	14			4 条深带,近侧部的第一条窄带和第二条宽的深带常融合在一起,近侧部的第 2 带和远侧部的第 4 带较明显,二者之间为一很窄且着色较浅的带。	着丝粒染色浓。
	15			中段有一条明显的深带,染色较浓。有的标本近侧段可见 1—2 条淡染的深带。	着丝粒染色浓。
E组	16		中段有一条着色较淡的深带,有的标本上可见两条深带。	除次缢痕外有两条深带,远侧段的一条有时不太明显。	着丝粒和次缢痕染色浓。
	17		中段有一条深带。	远端可见一条深带,这条深带与着丝粒相连的深带之间有一明显而宽的浅带。	染色体着丝粒染色浓。

组号	染色体号	染色体	特征		
			短臂(p)	长臂(q)	其他
F组	18		浅染。	近侧和远侧各有一条明显的深带。	
	19		浅染。	浅染,有的标本上中部可显出一条着色极淡的深带。	着丝粒及其周围为深带。
	20		中部有一条明显而浓染的深带。	在远侧段可见1—2条染色较淡的深带,但有时不明显。	着丝粒染色浓。
G组	21			长臂近着丝粒处有一明显而宽的深带。	着丝粒染色浓。
	22			2条深带,近侧着色浓而且紧贴着丝粒,呈点状,近中段的一条着色淡,有的标本上不显现。	比21号染色体长,着丝粒染色浓。
	Y		一般不着色。	有时整个长臂被染成深带,在处理较好的标本上可见2条深带。	长度变化较大。

注:本表参考美国自然基因有限公司资料制作。

实验五　人类染色体C显带技术

一、实验目的

(1) 学习C显带标本制作方法和技术原理。

(2) 掌握C显带染色体的基本特征。熟悉1号、9号、16号和Y染色体C带的带型特征。

二、实验原理

C 显带技术是一种染色体上不显示带纹的特殊显带法,主要显示着丝粒区和异染色质区的变化。强碱溶液加热处理染色体标本可以使其 DNA 变性,再以温热的盐溶液处理使其复性时,这时染色体结构性异染色质区域(由高度重复 DNA 序列组成)的 DNA 复性速度会明显快于其他区域,因而易被 Giemsa 染液深染,呈现出特有的着丝粒和次缢痕深染区,即所谓的 C 带,也称为着丝粒异染色质带。其他部位的 DNA 一旦被碱破坏变性后,不易发生复性,或复性较慢,因此,不易被 Giemsa 着色。所以,染色体两臂的常染色质部分仅显示出浅淡的染色体轮廓。优良的 C 带标本,可使结构异染色质区着色很深。由于在人类染色体的着丝粒区以及第 1、9、16 号染色体的次缢痕区和 Y 染色体长臂的远侧段明显深染。因此利用 C 显带可以准确地识别这些染色体,并可确定着丝粒的位置和数目,还可配合其他显带技术对染色体某些结构异常、Y 染色体异常及性别,做出准确的诊断。不同个体的染色体,其 C 带的大小和染色强度均不同,呈现出多态性,所以 C 带技术在多态性研究和分析染色体来源等方面均有较大的价值。

三、实验用品

1. 材料

常规方法制备的人类中期染色体标本。

2. 器材

普通光学显微镜、恒温水浴箱、温度计、立式染缸、镊子、扣染用玻璃板、小吸管、50 mL 量筒、擦镜纸等。

3. 试剂

0.2 mol/L HCl、5%Ba(OH)$_2$、蒸馏水、2×柠檬酸钠缓冲液(SSC)、Giemsa 染液、香柏油或石蜡油、二甲苯等。

2×SSC:用 3 mol/L NaCl,0.3 mol/L 柠檬酸钠配置成 20×SSC,再 1:10 稀释。

四、实验步骤

(1) **酸处理**:将染色体标本(未染色)置 0.2 mol/L HCl(室温)处理 15—30 min 后水洗。

(2) **碱处理**:取出标本置浸入已预温至 56℃的 5% Ba(OH)$_2$ 水溶液中处

理 10 min 后水洗。

(3) **热盐处理**：置 2×SSC 溶液(65℃)温育 60—90 min。水洗。

(4) **染色**：Giemsa 工作液染色 10 min，水洗，晾干。

(5) **镜检**：由低倍镜找到合适的细胞分裂相后换油镜观察。注意其中的 1、9、16 号染色体的 C 带和 Y 染色体长臂的远端带有明显的形态变异性。

五、注意事项

(1) 染色体制片后可立即作 C 显带。片龄不宜太长，过长会影响 C 带质量。

(2) 染色浓度及时间不宜过高过长，以免影响 C 带的质量。

六、思考题

1. C 显带技术有哪些实际应用?

2. 在 C 显带标本中，辨认出第 1、9、16 号及 Y 染色体。简述它们 C 带特点与其他各号染色体有什么不同。

3. 如果实验未能取得所预期效果，请分析出原因。

实验六　核仁形成区银染技术

一、实验目的

(1) 掌握人类染色体核仁形成区银染标本的制备方法。

(2) 了解核仁形成区的显微形态特征。

二、实验原理

人类 D 组和 G 组染色体的副缢痕与核仁形成有关，故称为核仁形成区 (NOR)。当位于此处的 18SrRNA 和 28SrRNA 基因(rDNA)具有转录活性时，应用银染技术可使 NOR 特异地染成黑色。进一步观察证明这类易被染成黑色的物质既不是 rDNA，也不是 rRNA，而是核仁形成区特异的与 rRNA 转录相联系的酸性蛋白，这种蛋白富含-SH 基团和二硫键，易使银染染料中的 Ag^+ 还原为 Ag 颗粒，从而使有转录活性的核仁形成区镀上银颗粒而呈现出黑色区域。在正常人中，不是所有核仁形成区均被银染，没有转录活性的 NOR 则不着色，这种银染色阳性的 NOR 称为 Ag-NOR，是具有转录活性的

rDNA 部位。对 Ag – NOR 出现频率进行计数,可以了解有活性的 rRNA 基因(rDNA)的动态变化,评估 rDNA 的转录活性。人类细胞中的 Ag – NOR 数目及其在染色体上的位置都是相对稳定的,如果发生变化,说明细胞内 rRNA 基因的活性发生了改变。核仁形成区银染技术是研究 18SrRNA 和 28SrRNA 基因分布和转录活性的一种简易而有效的方法,并广泛地应用于体细胞遗传学、肿瘤细胞遗传学、临床细胞遗传学和进化遗传学等众多领域。

三、实验用品

1. 器材
光学显微镜、恒温水浴箱、小吸管、小吸头、盖玻片、擦镜纸。

2. 试剂
50%硝酸银染液、明胶-甲酸溶液、Giemsa 染液、蒸馏水。

3. 材料
人外周血淋巴细胞染色体标本制片(片龄一周以内为佳)。

四、实验步骤

(1)先吸取 50%硝酸银染液 2 滴滴在经过老化的染色体标本载玻片上,然后加入明胶-甲酸溶液 3 滴,轻轻左右摇晃数下,最好盖一张比玻片稍小的擦镜纸于标本上,用镊子轻轻掀动纸片 2 次,使染液均匀分散在标本上。

(2)将载玻片平放在 60℃水浴箱的水平架上处理 3—5 min,观察擦镜纸变成金黄色时立即用自来水冲洗以冲掉擦镜纸和残留染液。

(3)用吸水纸吸取载玻片表面多余水分后,以 Giemsa 染液复染 3—8 min,自来水冲洗,空气干燥,显微镜下观察,计数。

Ag – NOR 计数:选择银染着色清晰的中期分裂相染色体,计数 D 组 6 个和 G 组 4 个近端着丝粒染色体 Ag – NOR 的数目。凡有银染点的近端着丝粒染色体,不论单侧或双侧的,都计数为一个银染的染色体。

五、注意事项

(1)硝酸银溶液应在临用前配制。使用时,注意不要溅到四周或皮肤上,以免形成很难除掉的黑色污点。

(2)掌握好银染温度,温度越高,反应速度越快。

六、思考题

1. 仔细观察 Ag - NOR 形态、数目及其在染色体上的位置。
2. 绘图细胞中期分裂相的图,并标明核仁形成区的位置
3. 简述核仁形成区与核仁形成,核糖体的产生有什么关系?

实验七　X 染色质标本制备

一、实验目的

(1) 掌握人类 X 染色质标本制备的基本方法,了解性染色体检查的临床意义。

(2) 观察了解人类细胞 X 染色质所在部位、数目和形态。

二、实验原理

1949 年,加拿大科学家 Barr 等第一次在雌性猫的神经元细胞核中观察到一种深染的浓缩小体,但在雄性猫细胞中则没有这种结构。随后研究发现,所有雌性哺乳动物间期体细胞(不只是神经元)的细胞核中均存在这样的固缩小体,并且存在性别差异。这样的固缩小体,实际上是呈浓缩凝集状态的 X 染色体,不具有转录活性,称之为 X 染色质、X 小体或巴氏小体(Barr 小体)。

X 染色质的数目为 X 染色体数目减 1。正常女性体细胞有两条 X 染色体,其中一条呈解螺旋状态具备转录活性,另一条则呈浓缩状态,因而细胞核中有一个 X 染色质。如果是具有三条 X 染色体的不正常女性,体细胞细胞核中则相应有两个 X 染色质。正常男性体细胞只有一条 X 染色体,不发生固缩,因而细胞核中没有 X 染色质。

体细胞中的 X 染色质可以通过一定的碱性染料染色来显示。X 染色质一般位于核膜的内侧缘,深染,大小约 1 微米左右,可以有多种形状(圆形、半圆形、三角形或者扁突形等)。正常女性体细胞 X 染色质检出率一般为 30%—50%,男性细胞检出率低于 1%。X 染色质检查的临床意义主要在于性别的鉴定。

三、实验用品

1. 器材

光学显微镜、离心机、离心管、吸管、牙签、载玻片等。

2. 试剂

生理盐水、甲醇、冰醋酸、95％乙醇、HCl、硫堇染液、二甲苯等。

（1）卡诺氏（Carnoy）固定液：甲醇：冰乙酸＝3：1，详见实验—"人体外周血淋巴细胞培养及染色体标本制备"。

（2）硫堇原液：硫堇 1 g 或 2 g 溶于 100 mL 50％乙醇中，溶解后过滤备用。

（3）硫堇工作液：以硫堇原液：醋酸钠缓冲液：0.1 mol/L 盐酸＝40：28：32（体积比）配成混合液，调 pH 至 5.7±0.2。（醋酸钠缓冲液：$CH_3COONa \cdot 3H_2O$ 9.7 g，巴比妥钠 14.7g，溶于 500 mL 蒸馏水中。）

四、实验步骤

1. 取材

用牙签轻轻刮取受试者口腔颊部黏膜，在加入生理盐水的离心管中涮洗，吸管轻轻吹打细胞，1 500 rpm 离心 10 min。

2. X 染色质制备

（1）**固定**：弃上清，加入固定液 5 mL，吸管轻轻吹打混匀，静置 10 min，1 500 rpm 离心 10 min。

（2）**滴片**：弃上清，留少许液体约 0.5—1 mL，轻轻吹打混匀。吸管吸取少量细胞悬液，滴在载玻片上，每片 2—3 滴，空气自然干燥。

（3）**染色**：已干燥的载玻片入蒸馏水中漂洗数分钟，浓度 5 mol/L 的 HCl 溶液中水解约 10 min，蒸馏水中漂洗数分钟充分洗去 HCl，硫堇染液中染色约 30 min，蒸馏水漂洗数次洗去多余的染料，空气自然干燥。

（4）**镜下观察**：镜检 100 个体细胞，统计 X 染色质的阳性率。

五、注意事项

（1）刮取口腔颊部黏膜细胞前受试者要漱口，用力要适当。

（2）掌握好染色过程中 HCl 水解的时间，可根据温度适当调整。

（3）显微镜下统计，应选取细胞核完整，核膜清晰，染色适度的细胞。

六、思考题

1. X 染色质的特殊结构是如何形成的？其数目有什么规律？X 染色质检查的临床意义？

2. 一般通过什么方法可以将 X 染色质显示出来？X 染色质有哪些鉴别特点？

实验八　小鼠骨髓嗜多染红细胞微核检测

一、实验目的

（1）掌握微核标本的制作技术及其形态特征。

（2）熟悉微核的统计方法，了解微核检测的实际意义和应用。

二、实验原理

微核（micronucleus，MCN），是存在于主核之外、游离于细胞质中的一种核物质小体，呈圆形或椭圆形，大小一般是主核的 1/3—1/4，其染色与细胞核一致，在间期核中可出现一个或多个（图 8-1）。微核是细胞染色体畸变的一种特殊表现形式，是由细胞分裂后期滞留的染色体断片或整条染色体在子代细胞分裂间期的细胞质中形成的游离团块物。研究表明，微核是由染色体单体或染色体的无着丝粒片段；或因细胞纺锤体丝受损伤而丢失的整个染色体所形成的产物，在细胞分裂的后期，不受纺锤丝的牵引而滞留在赤道板附近，不能随其他染色体移向细胞两极参与两个子代细胞核的形成，单独形成一个或几个规则的次核，包含在子细胞的胞质内，由于比主核在形态上小得多，

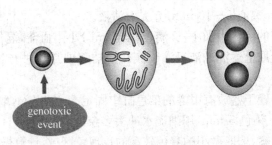

图 8-1　微核形成示意图

故称微核。因此,微核在结构上与主核一样,都是由 DNA 物质组成的。现已证实,微核率与外界作用因子(诱变剂)的剂量呈线性正比关系,因此可根据对细胞微核率的统计来判断某些诱变剂对染色体的损伤及对遗传物质致畸效应的程度。因此,微核检测技术已广泛用于检测致突变、致癌、致畸物质对机体遗传效应以及染色体遗传疾病和癌症前期诊断等各个方面。

微核可出现在多种细胞中,但有时与有核细胞中正常的核分叶及核突出物不易区分。由于红细胞在成熟之前最后一次分离后数小时将主核排除,而仍将保留微核于嗜多染红细胞(Polychromatic erythrocyte, PCE)中,因此通常计算 PCE 中的微核数目(或微核率)。

三、实验用品

1. 器材

离心管、滴管、解剖器具(大小剪刀和镊子各一套)、载玻片、染色缸、1 mL 注射器、光学显微镜。

2. 试剂

环磷酰胺(CTX)、小牛血清、生理盐水、吉姆萨染液(Giemsa)、甲醇、香柏油、二甲苯。

3. 实验动物

成年 ICR 小鼠。

四、实验步骤

(1) 实验前 24 h 给小鼠给药腹腔内注射环磷酰胺,剂量为 145 mg/kg。

(2) 腔内注射环磷酰胺 24 h 后,小鼠颈椎脱臼处死,迅速解剖取后肢股骨,剪去两端骨骺,用生理盐水冲出红骨髓至离心管。

(3) 1 000 g 离心 5—10 min,弃去上清液。

(4) 向管底的沉淀中加 1—2 滴(约 0.5 mL)小牛血清,混匀。

(5) 吸管吸取上述混悬液后滴一滴在清洁载玻片上进行细胞涂片,空气中晾干。

(6) 将玻片置于盛放有甲醇的染色缸中固定 5—10 min,取出晾干。

(7) Giemsa 染色 5 min,用细流水冲去多余染液,晾干。

(8) 镜检观察,选取微小的着色较深的玫瑰色区域,计算微核率。

五、结果判定与观察

先在显微镜的低倍视野下进行观察,选择细胞分布均匀、疏密适度、染色较好的视野,再在油镜下进行微核计数、计算微核率。视野中,嗜多染红细胞(PCE)呈灰蓝色,而成熟的正常红细胞呈橘红色。呈紫红色或蓝紫色。微核多呈圆形或椭圆形。边缘光滑整齐,PCE中微核的嗜色性及折光性与核质相一致,每只动物计数 1 000—2 000 个嗜多染红细胞,观察含有微核的嗜多染红细胞数。微核率以千分率表示。

正常小鼠微核率为 $2.85 \pm 0.41‰$,经腹腔给药 24h 后可达 $30.36 \pm 3.81‰$。一般认为超过 5‰ 即可判定为异常。

六、注意事项

(1)在微核标本的制备过程中,动作要轻柔,离心速度要准确,以免细胞破碎,造成微核丢失,并在染色后可见大量细胞碎片,影响制片质量。

(2)针头刺入骨的中空部位。

(3)在冲洗股骨红骨髓时,吸取 1—2 mL 生理盐水即可,不要过多冲洗,否则不利于红细胞的提取。

(4)细胞沉淀中只需滴加 2 滴小牛血清即可,不要多加。小牛血清的作用是为了便于细胞涂片和保护血细胞。

七、思考题

1. 为何选取骨髓标本来观察微核?
2. 如何正确判断 PCE 中的微核?

实验九　人外周血淋巴细胞微核检测

一、实验目的

(1)掌握人外周血微核标本的制作技术及其形态特征。
(2)熟悉微核的统计方法,了解微核检测的意义。

二、实验原理

微核(micronucleus,MCN)作为细胞染色体畸变的一种特殊表现形式,呈圆形或椭圆形(图9-1),在结构上与仍主核一样,都是由 DNA 物质组成的。研究表明某些药物、放射线、有毒化学物质等对人体细胞或体外培养细胞可造成不同程度的遗传学损伤,并可导致细胞中微核率的增高。因此微核的检测作为一个直观有效可行的方法广泛应用在遗传毒理等诸多领域。在遗传学实验中,除了常用的小鼠骨髓嗜多染红细胞微核检测法之外,也可通过经一定剂量的放射线辐照的人外周血的体外培养来检细胞中的微核率。

在正常情况下,人体外周血的小淋巴细胞不能进行有效增值,存活一定时间之后即死亡。但在进行人工培养条件下,通过向培养基中加入一定剂量的植物血凝素(Phytohemagglutinin, PHA)可有效刺激小淋巴细胞进行分化、增殖的能力;此时如加入秋水仙素后,抑制细胞纺锤丝的形成,使部分细胞停滞在细胞分裂中期,从而促进微核的形成。

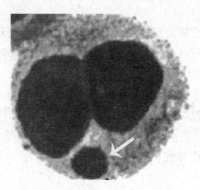

图 9-1　人外周血细胞微核(Bhattacharya et al. , 2013)

三、实验用品与材料

1. 试剂

小牛血清、RPMI-1640 培养基、植物血凝素(PHA,1 mg/mL,pH 7.2)、细胞松弛素 B(100 μg/ mL)、KCl(0.075 mol/L)、甲醇—冰醋酸固定液(3:1)、吉姆萨染液染液(Giemsa)、香柏油、二甲苯等。

2. 器材

超净工作台、细胞培养箱、光学显微镜及成像系统、离心机、肝素抗凝管、注射器、吸管及吸头、离心管及管架、止血带、棉签、废液缸、染色缸等。

3. 实验材料

肝素抗凝的正常人外周静脉血。

四、实验步骤

1. 血细胞培养

（1）取正常人外周静脉血 0.5—1 mL 注入两个含 5 mL 培养液（20％小牛血清＋80％RPMI－1640＋PHA 0.25 mL）的培养瓶中，置 37℃细胞培养箱中培养 40—42 h（为了增加微核率以便于实验观察，血细胞培养前正常人静脉血可经 ^{60}Coγ 射线辐照，照射剂量 0.6—1.0 Gy）。

（2）向培养瓶中加入终浓度为 6 μg/mL 的细胞松弛素B（0.3 mL/瓶），继续培养 30 h，即培养至 70—72 h 收获细胞。

2. 制片

（1）将培养细胞移至 5 mL 离心管，1 000 g/ min 离心 10 min，弃上清液。

（2）两管分别加入 3 mL 预温（37℃）的 0.075 mol/L KCl，低渗处理 15—20 min。

（3）分别加入 2 mL 甲醇：冰醋酸（v/v，3∶1）固定液混匀，预固定。

（4）1 000 g/ min 离心 10 min，弃上清液。

（5）加 1 mL 固定液，混匀，室温固定 10—20 min，1 000 g/ min 离心 10 min，重复固定一次。

（6）离心弃上清，滴加 0.5 mL 小牛血清，吹打均匀，滴片，空气中室温干燥。

（7）Giemsa 染液染色 5—10 min，自来水轻轻冲片，空气干燥，显微镜观察。

3. 微核观察、计数

首先在低倍镜下观察选择染色和细胞分散好的视野，转换高倍镜或油镜观察计数。一个细胞中，不论出现几个微核，均按一个细胞计数。经 ^{60}Co 照射过的淋巴细胞微核率明显高于未照射过的细胞。

五、注意事项

在微核标本的制备过程中，动作要轻，以免细胞破碎，微核丢失。

六、思考题

1. 为提高正常人外周血淋巴细胞微核率，血标本可经一定剂量的 ^{60}Co 照射，其原理是什么？

2. 在本实验，标本处理过程中应注意些什么？

实验十　ABO血型的测定及其基因频率的计算

一、实验目的

了解 ABO 血型的测定方法,熟悉 ABO 血型基因频率的计算方法。

二、实验原理

ABO 血型的测定,即指 ABH 血型抗原的检测。红细胞上带有 A 抗原的叫 A 型,带有 B 抗原的叫 B 型,同时带有 A 和 B 两种抗原的叫 AB 型,不带 A、B 抗原而只含 H 抗原的称 O 型。实验根据红细胞抗原的有无和血清中抗体的存在情况,是否发生凝集反应来确定血型。

血 型	红细胞抗原	血清中的凝集素
A 型	A	抗 B
B 型	B	抗 A
AB 型	A、B	无
O 型	无	抗 A、抗 B

三、实验用品

1. 器材

载玻片、一次性安全采血针、微量抗凝玻璃毛细管、酒精棉球、无菌干棉球、显微镜。

2. 材料

A、B 标准血清,人体新鲜外周血。

四、实验步骤

1. ABO 血型的测量

(1)取一张清洁的载玻片,在左右两边分别滴加一滴 A 型标准血清(含抗 B 凝集素-黄色)和 B 型标准血清(含抗 A 凝集素-蓝色)。

(2)用酒精棉球消毒右手食指指肚,用一次性安全采血针迅速刺入,待出血后用微量抗凝玻璃毛细管的一端沾血少许,搅拌在 A 型标准血清中,拌匀后再用微量抗凝玻璃毛细管的另一端沾血少许,搅拌在 B 型标准血清中。操作过程中不可使 A、B 血清相混。静置 1—3 min 后,观察凝集现象。红细胞成群凝集结斑,称为红细胞凝聚;红细胞分散平铺不粘连称为红细胞不凝集。如果肉眼观察现象不明显,可用显微镜观察。

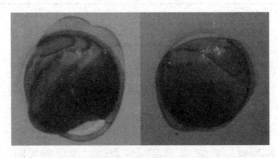

红细胞不凝聚

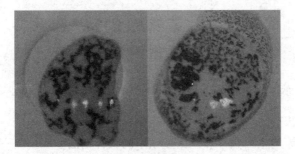

红细胞凝聚

可按下表判定血型。

A 型血清	B 型血清	血型
—	—	O 型
+	—	B 型
—	+	A 型
+	+	AB 型

(凝集者画"+",不凝集者记"—")

2. 利用 Bernstein 法计算 ABO 血型的基因频率

根据检查血型的结果,计算出各血型(表现型)的频率,假设本班学生为遗传平衡群体,根据下列公式计算出基因频率。

表现型	A 型血	B 型血	AB 型血	O 型血
基因型	$I^A I^A + I^A i$	$I^B I^B + I^B i$	$I^A I^B$	ii
频率	$(I^A)^2 + 2I^A i$ （或 $\overline{A}$）	$(I^B)^2 + 2I^B i$ （或 $\overline{B}$）	$2I^A I^B$ （或 $\overline{AB}$）	i^2（或 $\overline{O}$）

i 的频率 $i = \sqrt{\overline{O}}$

I^A 的频率 $I^A = 1 - \sqrt{\overline{A+O}}$

I^B 的频率 $I^B = 1 - \sqrt{\overline{B+O}}$

五、思考题

1. 计算出本班或本年级 ABO 血型的基因频率。
2. 绘制出各种血型对应 A、B 型标准血清的凝聚效果图。

实验十一　苯硫脲尝味试验及其基因频率的计算

一、实验目的

1. 通过苯硫脲尝味试验了解不完全显性遗传。
2. 掌握等位基因频率和基因型频率的计算方法。
3. 掌握遗传平衡群体的判定方法。
4. 掌握尝味能力的测定方法。

二、实验原理

苯硫脲(phenylthiocarbamide,PTC)是硫脲的苯基衍生物,白色结晶粉末,因含有硫代酰胺基(N—C＝S)官能团而有苦涩味。PTC 尝味能力是受单基因控制的孟德尔遗传性状,是由位于 7 号染色体上(7q35—7q36)的一种苦味味觉感受器基因 TAS2R38 决定的,属于常染色体不完全显性遗传。基因型为显性纯合子(TT)和杂合子(Tt)的人,对 PTC 都有尝味能力(称为 PTC 尝味者),但显性纯合子(TT)的尝味能力强(能尝出 1/75 万—1/300 万 PTC 溶液的苦涩味),杂合子(Tt)的尝味能力低(只能尝出 1/5 万—1/40 万 PTC 溶液的苦味);基因型为 tt 的隐性纯合子的人对 PTC 的味觉最差,甚至完全缺乏(称为 PTC 味盲者,只能尝出＞1/2.4 万浓度溶液的苦味,甚至连 PTC

粉末结晶也尝不出味道）。因此可以利用对 PTC 的尝味能力测定家族中的基因传递和人群中的基因频率。

三、实验用品

1. 器材

烧杯、滴管、计算器

2. 试剂

1/75 万、1/5 万、1/2.4 万三种浓度的 PTC 溶液

四、实验步骤

按照 PTC 溶液浓度由低到高（即 1/75 万、1/5 万、1/2.4 万的顺序），依次向受试者口中滴入 2—3 滴 PTC 溶液，要求受试者仔细品尝，并将新感觉到的味道（有无苦涩味）记录于下列表中。最后根据尝味结果，分析受试者的基因型与尝味能力。

PTC 浓度	基因型	表现型	有无苦涩味
1/75 万			
1/5 万			
1/2.4 万			

五、思考题

1. 根据实验结果，你的 PTC 尝味能力属于哪一类型？多大浓度的 PTC 溶液能够尝出苦涩味？你的基因型应该是什么？

2. 如何计算本班或本年级 PTC 尝味能力的基因频率？

3. 如果要求根据 PTC 尝味能力设计一个遗传综合实验，你该如何设计？

实验十二　人类皮纹分析

一、实验目的

1. 掌握人类手部皮纹分析的基本知识和方法。

2. 了解皮纹分析在遗传学中的应用及人类手部皮纹的异常指标。

二、实验原理

人类皮纹从胚胎第 13 周开始发育,至胚胎第 19 周形成,之后随着人体发育成熟,皮纹花纹会不断扩大,但其纹型始终不变,具有个体特异性。人类的皮肤由表皮、真皮和皮下组织三层组成,其中近于表皮的真皮乳头称为乳头层,真皮乳头向表皮突起,形成许多排列整齐、平行的乳头线,称为嵴纹。突起的嵴纹之间又形成凹陷的沟,这些凹凸的纹理就构成了人体的指(趾)纹和掌纹。研究证实人体的皮纹属于多基因遗传,皮纹的异常与某些遗传性疾病,尤其是染色体病有较高的相关性。鉴于人类皮纹的个体特异性和遗传疾病相关性,因此,人类皮纹分析技术已广泛应用于人类学、遗传学、法医学以及临床某些疾病的辅助诊断。

三、实验用品

器材

放大镜、印台、印油或油墨、白纸、直尺、铅笔、量角器、实验者双手

四、实验步骤

1. 指纹类型

先在检查纸上依次填入姓名、性别、年龄和民族等,将检查纸平放在光滑桌面上,备用。将双手洗净、擦干,用印油或油墨均匀地涂抹手掌和手指正面,先将十个手指分别滚动下压在检查纸上,然后再将手掌引下。

手指末端腹面的皮纹称为指纹。指纹中有三组不同走向的嵴纹汇聚点叫做三叉点,一般呈 Y 形或人字形。根据纹理的走向和三叉点的数目,可将指纹分为三种类型:弓形纹、箕形纹、斗形纹。

1) 弓形纹:特点是嵴线由一侧走向另一侧,中间隆起呈弓形,无中心点和三叉点。根据弓形的弯度分为简单弓形纹和篷帐式弓形纹。

2) 箕形纹:箕形纹俗称簸箕。嵴纹从一侧发出,走向对侧指端,再回转到起始侧,形状似簸箕。根据箕口方向不同,可分为两种:箕口朝向手的尺侧者(朝向小指)称正箕或尺箕;箕口朝向手的桡侧者(朝向拇指),称反箕或桡箕。

3) 斗形纹:是一种复杂且形态多样的指纹,其特点是嵴纹线呈同心圆状或螺旋状,具有两个或两个以上的三叉点。斗形纹可分绞形纹(双箕斗)、环形纹、螺形纹和囊形纹等。

统计显示,指纹的分布频率存在种族和性别的差异。东方人尺箕和斗形

纹出现频率高,而弓形纹和桡箕较少;女性弓形纹多于男性,而斗形纹较男性略少。

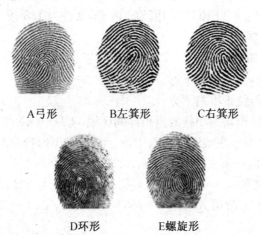

A弓形　　　　B左箕形　　　　C右箕形

D环形　　　　E螺旋形

2. 指纹嵴线计数

1) 指纹嵴线计数:指纹嵴线数是指纹核心点和三叉点连线相交的嵴线数目,弓形纹由于没有圆心和三叉点,故计数为零。箕形纹和斗形纹,可从中心到三叉点中心绘一直线,计算直线通过的嵴纹数。斗形纹有两个三叉点,可得到两个数值,计数时只计算嵴纹多的一侧的数值。双箕斗分别先计算两圆心与各自三叉点连线所通过的嵴纹数,再计算两圆心连线所通过的嵴纹数,然后

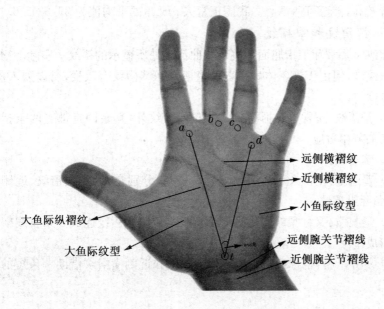

远侧横褶纹
近侧横褶纹
小鱼际纹型
大鱼际纵褶纹
大鱼际纹型
远侧腕关节褶线
近侧腕关节褶线

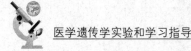

将三个数相加起来的总数除以 2,即为该指纹的嵴纹数。

2）总指纹嵴数（TFRC）:总指纹嵴数（TFRC）为 10 个手指指纹嵴线计数的总和。我国男性的 TFRC 平均值为 148 条,女性为 138 条。

3. 掌纹观察

掌纹分为五部分:

1）大鱼际区:位于拇指下方。

2）小鱼际区:位于小指下方。

3）指间区:从拇指到小指的指根部间区域（Ⅰ1—Ⅰ4）。

4）三叉点及四条主线:在食指、中指、无名指、小拇指指基部有三叉点 a、b、c、d,从其各引出一条主线,即 A 线,B 线,C 线和 D 线。

5）a—b 嵴纹数（a—bRC）:将三叉点 a 和 b 用直线连接,经过该直线的嵴线总数为 a—bRC。我国人口的 a—bRC 为 40±1,Turner 综合征患者明显偏高。

6）atd 角:正常人手掌靠腕部的大、小鱼际之间,具有一个三叉点,称轴三叉或 t 三叉。从三叉点 a 和三叉点 d 分别画直线与 t 三叉点相连,即构成 atd 角。可用量角器测量 atd 角度的大小,并确定 t 三叉点的具体位置。t 三叉点的位置离掌心越远,也就离远侧腕关节褶线越近,atd 角度数越小;而 t 三叉点的位置离掌心越近,离腕关节褶线越远,atd 角就越大。t 三叉点的位置变化对某些染色体病的诊断具有重要意义。21 三体等染色体病患者的 t 三叉点的位置较高,甚至可达掌心。我国正常人 atd 角的平均值为 39.52°±6.12°。

4. 指褶纹和掌褶纹

褶纹是手掌和手指屈面各关节弯曲活动处所显示的褶纹。实际上褶纹不是皮肤纹理,但由于染色体病患者的指褶纹和掌褶纹有改变,所以列入皮纹,进行观察讨论。

1）指褶纹:正常人除拇指只有一条指褶纹外,其余四指都有两条指褶纹与各指关节相对应。

2）掌褶纹:

a. 普通型:正常人手掌褶纹主要有三条,分别是:远侧横褶纹、近侧横褶纹、大鱼际纵褶纹。

b. 通贯掌:又称猿线。由远侧横褶纹与近侧横褶纹连成一条直线横贯全掌而形成。

c. 变异Ⅰ型:也称桥贯掌。表现为远侧和近侧横褶纹借助一条短的褶纹连接。

d. 变异Ⅱ型:又称叉贯掌。为一横贯全掌的褶纹,在其上下各方伸出一个小叉。

e. 悉尼掌:表现为近侧横褶纹通贯全掌,远侧横褶纹仍呈正常走向。这种掌褶纹多见于澳大利亚正常悉尼人群中,故称悉尼掌。

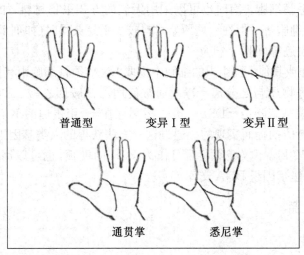

普通型　　　　变异Ⅰ型　　　　变异Ⅱ型

通贯掌　　　　悉尼掌

五、思考题

1. 观察并记录自己的指纹、掌纹、指褶纹和掌褶纹的类型。

2. 计数指嵴纹总数(TFRC)。

3. 测量双手的 atd 角。

实验十三　人类基因组 DNA 的提取

一、实验目的

1. 掌握通过人类外周血白细胞提取基因组 DNA 的方法及原理;

2. 了解实验室常用的提取基因组 DNA 的方法。

二、实验原理

　　通过制备人类基因组 DNA 是进行后续人类基因结构、功能研究及其他遗传学相关分析的重要步骤。人类的单倍体基因组 DNA 的长度约为 3×10^9 bp,为了使获得的 DNA 能够充分满足后续的相关研究。在 DNA 提取过程中应最大程度的避免使 DNA 断裂和降解的各种因素,以保证 DNA 的完整性,通常,分离的基因组 DNA 片段的长度需要大于 100 kb。虽然从理论上讲,哺乳动物的一切有核细胞都可以作为制备基因组 DNA 的来源,但是除特殊要求外,外周血白细胞是最常用的材料来源;在产前诊断时,可用胎儿的羊水细胞或绒毛膜细胞。有时也可以采用无创的方式采集材料,如口腔上皮脱落细胞、发根细胞等。但在一些原始材料较少不易获得时(如刑事侦查),也可选择残留的血迹等(图 13-1)。

从外周血或其他不同组织的细胞中提取 DNA,须将细胞中其他的蛋白质、脂类及糖类等物质与之分离干净。通常使用乙二胺四乙酸二钠盐(EDTA - Na_2)及十二烷基硫酸钠(SDS)一类去污剂存在下,用蛋白酶 K 消化细胞,随后用苯酚及氯仿抽提而实现的。通过这一方法获得的人类基因组 DNA 片段约有 100—150 kb,不仅经酶切后可作为 PCR 的模板,也可以用于 Southern 杂交分析、构建基因组 DNA 文库等实验。

三、实验用品

1. 器材

离心管、吸管、移液器及吸头,离心机、水浴锅、紫外分光光度计、电泳仪、电泳槽等。

2. 试剂

ACD 抗凝剂:柠檬酸钠 1.32 g、柠檬酸 0.48 g、葡萄糖 1.47 g,加水至 100 mL,灭菌后备用。一般 20 mL 新鲜血液中加入 3.5 mL ACD 抗凝剂

红细胞裂解液(Tris - NH_4Cl,pH 7.2):称取 3.735 g 氯化铵、三羟甲基氨基甲烷(Tris)1.3 g 加水溶解并稀释,调 PH 至 8.2,定容至 500 mL。0.22 μm 滤膜过滤除菌,4℃保存。

细胞裂解液:250 mmol/L SDS;使用前加入蛋白酶 K 至 100 μg/mL,−20℃保存。

TE 缓冲液(pH 8.0):含终浓度为 10 mmol/L Tris - HCl,1 mmol/L 的 EDTA,配置好后高压灭菌。

STE 缓冲液(pH 8.0):含终浓度为 0.1 mmol/L NaCl,10 mmol/L Tris - HCl 和 1 mmol/L 的 EDTA。

Tris 饱和酚(pH 8.0):市售酚经 180℃重蒸馏,冷却至室温后加入 8 -羟基喹啉至 0.1% 和 β-巯基乙醇至 0.2%,混匀,加入等体积的 0.5 mol/L Tris - HCl(PH 8.0),反复混匀后静置分层。移去上层水相后加固体 Tris 约

1 g/100 mL 酚,充分摇匀,静置去上层水相。再加入等体积的 0.1 mmol/L Tris‐HCl(PH 8.0)平衡数次,至 PH 为 8.0,放置棕色瓶中保存。

1 mol/L Tris‐HCl(pH 8.0):将 121.1g Tris 粉溶于 800 mL ddH$_2$O 中,用浓 HCl 调 PH 值至 8.0 后定容至1000 mL,灭菌后 4℃ 避光保存备用。

TBS:25 mmol/L Tris‐HCl(pH 7.4);200 mmol/L NaCl;5 mmol/L KCl。

其他:蛋白酶 K(10 mg/mL)、10% SDS、三氯甲烷(氯仿,CHCl$_3$)、异戊醇,乙酸钠(3 mol/L,pH 5.2)、无水乙醇、75%乙醇。

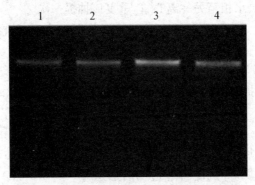

图 13‐1　人类基因组 DNA 的凝胶电泳图

(1. 毛囊;2. 口腔漱口水;3. 外周血;4. 干血凝块)

四、实验步骤

1. 人外周静脉血 DNA 的提取

(1)采集人外周静脉血 2.5 mL 于离心管内,加 0.5 mL ACD 抗凝剂,－20℃下保存备用。

(2)取上述 1 mL 抗凝血(－20℃下储存血样需恢复室温解冻后方可使用)于 5 mL 离心管中,加入 4 mL 4℃预冷的红细胞裂解液,充分混匀,3 500 g 离心 15 min,弃上清。

(3)若红细胞裂解不补充,可加入 1 mL 红细胞裂解液重复上述步骤,重新裂解一次。

(4)离心后得到沉淀的细胞团块为白细胞成分,每管白细胞沉淀中加入 2 mL STE(pH 8.0) 充分混匀。

(5)每管中加入 10%SDS 至终浓度度 0.5%,蛋白酶K(10 mg/mL)至终浓度 100—200 μg/mL,上下转动混匀,50—55℃,水浴 3 h,裂解细胞,消化蛋白成分;在此水浴过程中间隔手动混匀离心管数次。此步骤亦可在 37℃ 恒温

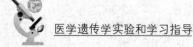

水浴箱内,消化过夜。

（6）取出离心管恢复室温,加等体积 Tris - HCl 饱和酚(pH 8.0),轻轻振荡至水相和酚相充分混匀;5 000 g 离心 20 min。

（7）大口吸管小心吸取上层水相至另一无菌、干净的离心管中,重新使用 Tris - HCl 饱和酚抽提 1—2 次,直至水相澄清为止。

（8）吸取上层水相,加入等体积的氯仿:异戊醇(24∶1),上下轻轻混匀,5 000 g 离心 20 min。

（9）吸取上层水相至另一离心管,重复该抽提一次。

（10）吸取上层水相至另一管中,加入 3 mol/L 乙酸钠至终浓度为 0.3 mol/L。

（11）加入 2.5 倍体积预冷的的无水乙醇,轻轻倒置混匀,可见有白色絮状沉淀物,即为所提取的 DNA(若 DNA 量少不足以形成絮状时,则可 12 000 g 离心 5 min)。

（12）5 000 g 离心 5 min,弃上清液。

（13）沉淀中加 1 mL 75%乙醇洗涤,5 000 g 离心 5 min,弃上清液。

（14）室温干燥,待沉淀将近透明后加适量(50—10 μL)TE 缓冲溶解过夜,−20℃保存备用。

2. 羊水细胞 DNA 的提取

（1）穿刺抽取羊水 2 mL,于 4℃、2 500 g 离心 15 min,弃去上清液,用 TBS 缓冲液洗涤沉淀的羊水细胞 2—3 次,立即提取 DNA 或冻存于液氮中备用。

（2）离心弃上清后每管细胞沉淀中加入 2 mL STE(pH 8.0) 充分混匀。

（3）每管中加入 10%SDS 至终浓度度 0.5%,蛋白酶 K (10 mg/mL)至终浓度 100—200 μg/mL,上下转动混匀,50—55℃,水浴 3 h,裂解细胞,消化蛋白成分;在此水浴过程中间隔手动混匀离心管数次。此步骤亦可在 37℃恒温水浴箱内,消化过夜。

（4）以下步骤同"1. 人外周静脉血 DNA 的提取"

3. DNA 定量和电泳检测

（1）DNA 定量　DNA 分子由于含有嘌呤环和嘧啶环的共轭双键,在 260 nm 波长处有特异的紫外吸收峰,其吸收强度与 DNA 的浓度成正比,这个物理特性为测定 DNA 浓度提供了基础。蛋白质在 280 nm 处有最大的吸收峰,而盐和小分子则集中在 230 nm 处。OD 值为 1 时相当于双链 DNA 的浓度约为 50 μg/mL。如用 1 cm 光径,用 ddH₂O 稀释基因组 DNA 样品 n 倍

并以空白的 ddH_2O 作为空白对照,根据读出的 OD260 值就可以计算出样品在稀释前的浓度值:DNA 浓度(mg/mL)=50×OD260 读数值×稀释倍数/1 000。

另外,通过测定核酸分子 260 nm 和 280 nm 的紫外线吸收值的比值(OD 260/OD 280)也可估计核酸的纯度,纯的 DNA 制品的比值为 1.8,RNA 的比值为 2.0, 若 DNA 高于 1.8,则可能有 RNA 污染,低于 1.8 则有蛋白质污染。OD 260/OD 280 的比值应在 0.4—0.5 之间。

(2) 电泳检测 取适量提取的基因组 DNA 样品(约 1 μg)进行 0.8％琼脂糖凝胶电泳分析,检测所制备的 DNA 的完整性或多个样品的浓度是否相同。在电泳结束时在点样孔附近应有单一的 DNA 亮条带(详见实验十四"DNA 的琼脂糖凝胶电泳")

五、注意事项

1. 尽量使用新鲜的标本或液氮冷冻的标本,以免 DNA 被内源性 DNA 酶的降解。

2. 因为肝素是聚合酶链式反应(PCR)的抑制剂,做全血 DNA 提取的时候抗凝剂不能采用肝素,而多用 ACD 抗凝,也可用 EDTA 抗凝。

3. 本实验中所用的一些试剂如苯酚、氯仿等有较强的毒性作用,在操作过程中应注意实验防护,并保持操作空间的良好通风。

4. 在吸取饱和酚及氯仿抽提后的上清液时需用大口吸管,均为防止 DNA 分子因机械剪切而发生断裂。

5. 在酚抽提过程中如果水相和有机相分界不清,说明其中有较高的蛋白质含量,可以增加酚及氯仿的抽提次数或适当延长离心时间。

6. 所有的试剂均用高压灭菌,以灭活残余的 DNA 酶。

7. 不要使 DNA 沉淀完全干燥,否则极难溶解。

六、思考题

1. 在通过外周血提取基因组 DNA 过程中,为什么不用肝素抗凝血?

2. DNA 提取的操作过程中,应注意哪些?

3. 如何对提取的基因组 DNA 进行定量?

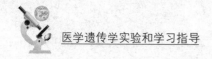

实验十四　DNA 的琼脂糖凝胶电泳

一、实验目的

通过实验掌握琼脂糖凝胶电泳鉴定 DNA 分子的一般原理与技术方法。

二、实验原理

琼脂糖凝胶电泳是分离、鉴定和纯化 DNA 片段的常用方法之一。DNA 分子在高于等电点的 pH 溶液中带负电荷,琼脂糖凝胶电泳时由于电荷效应和分子筛效应向正极移动。DNA 在琼脂糖凝胶中的迁移受多种因素的影响。根据 DNA 分子本身的特性,在一定的电场强度下,DNA 分子的迁移速度取决于分子筛效应,即 DNA 分子本身的大小和构型以及琼脂糖凝胶的浓度。不同相对分子质量的 DNA 分子片段,迁移速度不同,并且与相对分子质量的对数值成反比关系,可进行分离;相同相对分子质量的 DNA 分子片段,也可以根据其构型的不同进行分离。琼脂糖凝胶的分离范围较广,不同浓度琼脂糖凝胶可以分离从 200 bp 至 50 kb 的 DNA 分子片段。用低浓度的荧光嵌入染料溴化乙锭(ethidum bromide,EB 或 EB 替代物 gel-red,gel-green 等)加入琼脂糖溶液中或对琼脂糖凝胶进行染色,确定 DNA 分子在凝胶中的位置。少至 1—10 ng 的 DNA 分子条带即可直接在紫外灯下检出,还可以从凝胶中回收 DNA 分子条带,用于各种克隆操作。

三、实验材料

1. 器材

水平电泳槽;灌胶模具及梳子;锥形瓶;量筒;微波炉;电子天平;微量移液器;琼脂糖凝胶电泳系统;凝胶图像处理系统。

2. 试剂

三羟甲基氨基甲烷(Tris)、醋酸、乙二胺四乙酸(EDTA)、琼脂糖、溴化乙锭、DNA marker(DL‐2 000)、DNA 样品、6×DNA 上样缓冲液

（1）50×TAE(50 倍体积的 TAE 贮存液)

50×TAE:称取 Tris 242 g,量取 200 mL 的 0.5 mol/L pH8.0 EDTA,加 800 mL 去离子水,充分搅拌溶解,加入 57.1 mL 的醋酸,充分混匀,最后加去离子水定容至 1 L。室温保存,使用时稀释成 1×TAE。

（2）溴化乙锭溶液（EB）:水中加入 EB,搅拌数小时至溶解。将配好的

10 mg/mL EB 溶液装在棕色瓶中,室温保存,使用时稀释至 0.5 μg/mL。

四、实验步骤

1. 配制缓冲液

2. 制备琼脂糖凝胶

根据被分离 DNA 分子的大小,决定配制琼脂糖的浓度。参照下表:

琼脂糖凝胶浓度	线性 DNA 的有效分离范围
0.3%	5—60 kb
0.6%	1—20 kb
0.7%	0.8—10 kb
0.9%	0.5—7 kb
1.2%	0.4—6 kb
1.5%	0.2—4 kb
2.0%	0.1—3 kb

3. 胶板的制备(根据 DNA 分子的大小)

(1) 取出制胶板,洗净晾干,水平放置,并插好样品梳子。

(2) 取 250 mL 锥形瓶,称取 1 g 琼脂糖,放入锥形瓶中,加入 100 mL 1× TAE 缓冲液,置微波炉中加热至完全溶化,取出摇匀,则为 1% 琼脂糖凝胶液。

(3) 待胶冷却至 60℃左右时加入 0.5 μg/mL EB 5 μL,充分摇匀,缓缓将凝胶倒入制胶板内,避免产生气泡,凝胶厚度约为 3—5 mm。

(4) 室温放置 30—45 min,待凝胶完全凝固后,取出梳子。

4. 电泳加样

(1) 轻轻取出凝胶,加样孔朝向负极(即黑色电极)侧,放入水平电泳槽内。

(2) 在电泳槽中加入 1×TAE 电泳缓冲液,缓冲液没过胶面约 1 mm。

(3) 取样品与 6×DNA 上样缓冲液按照比例混合后(5 μL 样品与 1 μL 样品缓冲液),用微量移液器缓慢加入加样孔中。

5. 电泳检测分析

(1) 盖上电泳槽,接通电泳槽与电泳仪的电源,采用 1— 5 V/cm 的电压降(长度以两个电极之间的距离计算)。

（2）根据示踪染料溴酚蓝距离凝胶前端的距离（约 2 cm 时）判断是否中止电泳。切断电源后,再取出凝胶。

（3）将凝胶放在凝胶图像处理系统中,打开紫外灯进行观察。DNA 所在的位置即显示出亮荧光条带。

6. 结果判断与分析

根据所检测的 DNA 样品,对比 DNA Marker 在紫外灯下观察凝胶中的条带,是否为自己所需的阳性结果,或是阴性结果,并拍照保留。

五、注意事项

1. EB 为致畸、致癌变物质,注意防护。
2. 制胶时注意不要形成气泡。
3. 待凝胶凝固拔出梳子时,要防止破坏加样孔。
4. 加样时要快、精、准。
5. 电泳时注意正负极,DNA 片段从负极向正极移动。

六、思考题

如何分离不同大小的 DNA 分子片段?

实验十五　聚合酶链式反应(PCR)

一、实验目的

1. 了解 PCR 技术的原理。
2. 掌握 PCR 技术的基本程序和步骤。

二、实验原理

聚合酶链式反应(Polymerase Chain Reaction),简称 PCR,有时也称为无细胞分子克隆系统或特异性 DNA 序列体外引物定向酶促扩增法,是 20 世纪 80 年代中期发展起来的体外核酸扩增技术该技术。1983 年美国 Kary B. Mullis 等利用大肠杆菌 DNA 聚合酶 I 的 Klenow 片段,首先建立体外 DNA 扩增。1988 年,随着 Saiki 等从一株水生嗜热杆菌(thermus aquaticus)中提取到一种耐热的 DNA 聚合酶(Taq DNA 多聚酶),克服了原先大肠杆菌聚合酶 I 不耐热的缺点导致的碱基错配、扩增反应特异性差的特点,使 PCR 技术渐趋成熟,目前已是最常用的分子生物学技术之一。

PCR 技术对模板 DNA 的质量和数量要求较低,通过常规方法提取的 DNA 和 RNA 都能满足 PCR 扩增需要,具有操作简单,灵敏度高、重复性好、结果可靠等优点。目前,PCR 已被广泛应用于分子克隆、序列分析、突变体和重组体构建;基因多态性和基因表达调控的研究;疾病诊断及法医鉴定等卓多方面。PCR 技术在分子生物学、遗传学、临床医学、法医学、考古学等领域发挥了越来越大的作用。其发明人 Mulis KB 于 1993 年获诺贝尔化学奖。

PCR 反应过程的基本成分主要包括:模板 DNA 链(待扩增 DNA)、人工合成的一对寡核苷酸引物、4 种脱氧核苷酸(dNTPs)、耐热的 DNA 聚合酶、二价镁离子(Mg^{2+})和适宜的反应缓冲体系等。整个 PCR 反应,类似于生物体内 DNA 的天然复制过程,其特异性依赖于分别与靶序列两端互补的一对寡核苷酸引物。典型的 PCR 反应,也由变性——退火(复性)—延伸三个基本步骤构成(图 15-1):① 模板 DNA 的高温变性:模板 DNA 链经加热至 93℃—94℃一定时间后,使模板 DNA 双链或经 PCR 扩增形成的双链 DNA 解离成为单链,以便与人工合成的一对寡核苷酸引物相互结合,为下轮反应作准备;② 模板 DNA 与引物的低温退火(复性):模板 DNA 经加热变性成单链后,温度一般降至 40℃—60℃左右(退火温度需根据具体的引物的 Tm 值来决定,通常可以选用一对引物中较低 Tm 值减去 5,也可以进行温度梯度的预实验

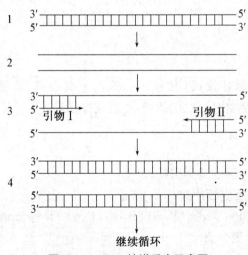

继续循环

图 15-1 PCR 扩增反应示意图

1. DNA 模板;2. 模板链高温变性;3. 模板与引物退火(复性);
4. 引物沿模板链的适温延伸

来确定最适的退火温度),引物与模板 DNA 单链的互补序列配对结合。两个引物在模板上结合的位置就决定了所要扩增的 DNA 片段的长短;③ 引物沿模板链的适温延伸:此时,反应温度为 72℃,在耐热 Taq DNA 聚合酶的作用下,以 dNTP 为反应原料,靶序列为模板,按 A - T,C - G 碱基配对的原则及半保留复制原理,按 5′到 3′的方向合成一条新的与模板 DNA 序列互补的新链。

新合成的 DNA 新链不断重复变性-退火-延伸循环的过程,每完成一个循环需 2—4 min,2—3 h 就能将待扩目的基因扩增放大几百万倍,能轻易在皮克水平(pg)的 DNA 混合物中的目的基因片段扩增至纳克(ng)、微克(μg)甚至毫克(mg)级的特异性 DNA 片段(图 15 - 2)。

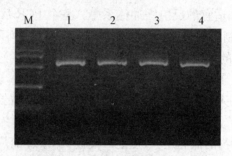

图 15 - 2　PCR 扩增的 DNA 片段

(M:DNA maker;1,2,3,4:扩增的目的基因片段)

三、实验用品

1. 器材

DNA 自动热循环仪(PCR 仪),台式高速离心机,微量移液器及吸头,200 μL 薄壁离心管,电泳仪、电泳槽,凝胶成像系统等。

2. 试剂

1) DNA 模版;

2) 对应目的基因的特异引物;

3) 10×PCR 反应缓冲液;

4) 2mM dNTPs:含 dATP、dCTP、dGTP、dTTP 各 2mM;

5) Taq DNA 聚合酶。

四、实验步骤

1. 将 0.2 mL 薄壁无菌离心管中置于冰浴环境中,按以下次序将各成分逐一加：

10×PCR buffer	5 μL
dNTPs s(2mM)	4 μL
引物 1(10 pmol)	2 μL
引物 2(10 pmol)	2 μL
Taq 酶(2 U/μL)	1 μL
DNA 模板(50 ng—1 μg/μL)	1 μL
加 ddH$_2$O 至	50 μL

视 PCR 扩增仪有无热盖,不加或添加适量(约一滴)石蜡油。

2. 将上述离心管中的混合液混匀并稍加离心,使混合溶液充分混合并汇集于离心管底后置于 PCR 仪上,设定好反应程序,执行扩增。一般的反应程序设定为:在 93—95℃预变性 3—5 min,进入循环扩增阶段:93℃ 30—40 s → 55℃ 30 s → 72℃ 60 s(可根据扩增片段长度决定,一般为 1 kb/min),循环 30—35 次,最后在 72℃ 保温 7 min。其中退火温度需根据具体的引物来决定。

3. 结束反应,将 PCR 产物放置于 4℃冰箱待琼脂糖凝胶电泳检测,或放置－20℃下长期保存。

4. PCR 的电泳检测:直接取 5—10 μL 扩增产物进行电泳检测。

五、PCR 反应体系的组成与反应条件的优化

理想的 PCR 扩增反应应该具有高度的特异性,高效率以及高度的保真性。高特异性是指 PCR 反应过程中只扩增了目的基因片段;反应的高效率是指经过相对较少的 PCR 循环数就能获得较高的扩增产物;高保真性则是指扩增产物中与原始 DNA 模板序列一致,几乎没有碱基错配。而 PCR 反应体系是由反应缓冲液(10×PCR Buffer)、4 种脱氧核苷三磷酸底物(dNTPs)、耐热 DNA 聚合酶(Taq 酶)、一对人工合成的寡核苷酸引物(Primer1,Primer2)以及靶序列(DNA 模板)等五部分组成。各个组份都能影响上述评价 PCR 反应质量的三个重要指标。

1. 反应缓冲液:目前主要为 Tri－HCl 缓冲液,一般均随 Taq DNA 聚合酶供应。标准缓冲液含:50 mM KCl(以利于引物退火,浓度过高会抑制 Taq DNA 酶的活性);10 mM Tris-HCl(pH8.3);1.5 mM MgCl$_2$。耐热 DNA 聚合酶的活性依赖于反应体系中的二价金属阳离子,且对于提高耐热 DNA 聚

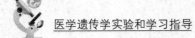

合酶的活性，Mg^{2+} 优于 Mn^{2+}，而 Ca^{2+} 则无效。Mg^{2+} 的浓度对反应的特异性及产量有着显著影响。浓度过高，使反应特异性降低；浓度过低，降低酶的活性，使产物减少。研究表明，在各种单核苷酸浓度为 200 μM 时，Mg^{2+} 为 1.5 mM 较合适。但在样品中含 EDTA 或其他螯合物时，可适当增加 Mg^{2+} 的浓度。此外，在高浓度 DNA 及 dNTP 条件下进行反应时，也必须相应调节 Mg^{2+} 的浓度。据经验，一般以 1.5—2mM 的终浓度较为合适。

2. dNTP：适宜浓度的 dNTP 对获得理想的 PCR 扩增结果非常重要。反应体系中四种 dNTP 的浓度应当相等，任何一种的浓度明显不同于其他几种时（偏高或偏低），都会诱发聚合酶的错误掺入作用，降低合成速度，过早终止延伸反应。高浓度 dNTP 可能会加快反应速度但也易产生碱基的错误掺入和增加实验成本；降低浓度可提高反应的特异性，但可致反应速度下降，降低反应产物的产量。通常 PCR 反应中常用终浓度为 50—400 μM 的 dNTPs，在此浓度范围内的，PCR 的扩增产物在产量、反应的特异性和高保真性之间的平衡最佳。此外，dNTP 中的磷酸基团能与反应体系中的 Mg^{2+} 结合，使游离的 Mg^{2+} 浓度降低，而间接影响 Taq DNA 聚合酶的活性。

3. Taq DNA 聚合酶：Taq DNA 聚合酶在 PCR 反应中起着关键性的作用。目前，用于 PCR 反应的耐热的 DNA 聚合酶已有多种，但最常用的仍然是 Taq DNA 聚合酶。在 100 μL 反应体系中，一般加入 2—4U 的酶量，足以达到每分钟延伸 1 000—4 000 个核苷酸的掺入速度。酶的用量过多会导致非特异性产物的产生；若酶的用量过少，将会影响靶序列的扩增产量。另外，不同的公司或不同批次的产品之间酶的性能和质量有很大的差异。由于酶的浓度对 PCR 反应影响极大，因此应当根据 PCR 反应体系中特定模板分子、引物、反应体系中酶的抑制剂等情况作预实验对酶的用量进行优化，或使用厂家推荐的浓度。当降低反应体积时（如 20 μL 或 50 μL），一般 Taq DNA 聚合酶的用量仍不小于 2 U，否则反应效率将降低。

4. 引物：引物设计在 PCR 反应中极为重要，是 PCR 反应产物特异性的关键。PCR 反应的特异性主要取决于模板 DNA 与引物的特异性识别与结合程度。要保证 PCR 反应能准确、特异、有效地对模板 DNA 进行扩增，通常引物设计要遵循以下几条原则：

引物的长度以 15—30 bp 为宜，常用 20 bp 左右；一般 G＋C 的含量在 40—60％，G＋C 含量过高，则易导致引物的非特异性结合，引起非特异性扩增；G＋C 含过低，则退火温度降低，常导致扩增效率下降。一般，设计的引物 Tm 值应高于 55℃[Tm＝4(G＋C)＋2(A＋T)]，碱基的分布应表现出是随机的,应尽量避免数个嘌呤或嘧啶的连续排列。

两引物直接的碱基长度,在普通 PCR 的有效扩增长度一般小于 1 000 bp,以 200—500 bp 较为合适;但若采用高保真的 DNA 聚合酶和长 PCR 反应缓冲体系时,则可扩增长至 10 kp 的 DNA 偏度。

引物的 3′端不应与引物内部有互补,避免引物内部形成二级结构,两个引物在 3′端不应出现同源性,以免形成引物二聚体。3′端末位碱基在很大程度上影响着 Taq 酶的延伸效率,3′末端碱基最好是 T 或 G,而不是 C 或 A,因 Taq DNA 聚合酶由 T 或 G 引发新链合成的效率要比 C 或 A 高。两条引物间配对碱基数少于 5 个,引物自身配对若形成茎环结构,茎的碱基对数不能超过 3 个由于影响引物设计的因素比较多,现常利用计算机辅助设计。

人工合成的寡聚核苷酸引物需经 PAGE 或离子交换 HPLC 进行纯化。否则,引物中相当数量的"错误序列"将导致非特异性扩增和信号强度降低。

引物浓度不宜偏高,浓度过高时,一是容易形成引物二聚体(primer dimer),二是在扩增微量靶序列并且起始材料又比较粗时,容易导致非特异性产物的扩增。一般用 0.25—0.5 pM/μL 较为合适。

引物一般用 TE 配制成较高浓度的母液(约 100 μM),保存于 -20℃冰箱中。使用前取出其中一部分用 ddH$_2$O 配制成 10 μM 或 20 μM 的工作液浓度。

5. 模板:PCR 对模板的要求不高,可以为多种形式的 DNA,单、双链 DNA 均可作为 PCR 的样品,但混有任何蛋白酶、核酸酶、Taq DNA 聚合酶抑制剂以及能结合 DNA 的蛋白,将可能干扰 PCR 反应。虽然 PCR 可以用极微量的样品(甚至是来自单一细胞的 DNA)作为模板,但为了保证反应的特异性的同时获得较高的产量,一般采用微克级(μg)水平的基因组 DNA 或 10^4 拷贝的待扩增片段作为起始材料。

6. PCR 反应促进剂:在有些情况下,为降低碱基错配率或提高 PCR 反应的扩增效率,可以向 PCR 反应体系中添加一些助溶剂,如二甲基亚砜(DMSO),甲酰胺,丙三醇(甘油)以及其他一些添加剂如氯化四甲基铵(TMAC),硫酸铵、离子化及非离子化的除垢剂等。

7. PCR 循环加快:即相对减少变性、复性、延伸的时间,可增加产物的特异性。

六、注意事项

1. PCR 反应应该在一个没有 DNA 酶污染的干净环境中进行。如有可

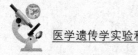

能,最好设立一个专用的 PCR 实验室。

2. Taq DNA 聚合酶在使用时,要注意在冰上操作,并且可以将大包装预先分装成独立的小包装,减少污染机会及避免反复冻融。

3. PCR 试剂配制应使用新鲜制备的双蒸水或去离子水,并采用 0.22 μM 滤膜过滤除菌或高压灭菌。试剂或样品准备过程中可使用一次性商品化包装已灭菌的材料如移液器吸头、离心管、试剂瓶等;或洗涤干净并高压灭菌。所有试剂都应该没有核酸和核酸酶的污染,整个操作过程中均应戴手套、口罩。

4. 所用的试剂都应该以大体积配制,并做预实验确保有效性,然后分装成仅够一次使用的量储存,从而确保实验与实验之间的连续性。

5. PCR 的样品应在冰浴上化开,并且要充分混匀。

6. 在进行 PCR 扩增产物的琼脂糖凝胶电泳时(详见实验十四"DNA 的琼脂糖凝胶电泳"),如使用溴化乙锭(EB)作为核酸染料时,应注意防止 EB 污染。

七、思考题

1. PCR 反应的基本原理是什么?

2. PCR 反应中的退火温度如何设定?

3. PCR 反应中引物设计的原则是什么?

实验十六 PCR - RFLP 技术

一、实验目的

1. 熟悉 PCR - RFLP 技术的原理及实验步骤。

2. 了解 PCR - RFLP 在遗传病基因诊断中的作用。

二、实验原理

聚合酶链式反应-限制性片段长度多态(PCR - RFLP)分析技术是在 PCR 技术基础上发展起来的。如果 DNA 突变正好发生在某种限制性内切酶识别位点上,使酶切位点增加或者消失,在这一酶切性质改变的基础上,利用 PCR 特异扩增突变的这段 DNA,经某一限制酶切割,野生型和突变型样本会产生长短不同的酶切产物,再利用琼脂糖凝胶电泳或聚丙烯酰胺凝胶电泳加以分离比较。应用 PCR - RFLP 技术,可以进行 DNA 碱基突变的检测,也可进行遗传病的分子诊断以及基因组遗传图的构建。

三、实验用品

1. 器材

PCR 扩增仪、微量移液器、电子天平、恒温水浴箱、量筒、锥形瓶、微波炉、台式高速离心机、水平电泳槽、灌胶模具及梳子、琼脂糖凝胶电泳系统、凝胶图像处理系统。

2. 试剂

模板 DNA(100 ng/mL)、引物 Ⅰ 和 Ⅱ(10 μM)、Taq DNA 聚合酶(5U/μL)、10×PCR 反应缓冲液、dNTP(5mM)、灭菌 ddH2O、限制性内切酶 Sal Ⅰ(20U/μL)、10×酶切缓冲液、2%的琼脂糖凝胶、5×TAE、6×上样缓冲液、DNA Marker(DL‐2 000)、溴化乙锭贮存液(10 mg/mL)(EB)。

四、实验步骤

1. PCR 反应体系

25 μL 反应体系成分如下:

10×PCR 反应缓冲液	2.5 μL
dNTP(5 mM)	1.5 μL
Mg^{2+}	2 μL
模板 DNA(100 ng/mL)	1 μL
引物 Ⅰ 和 Ⅱ(10 μM)	各 1 μL
Taq DNA 聚合酶(5 U/μL)	0.3 μL
灭菌 ddH$_2$O 加至终体积	25 μL

PCR 反应循环参数:94℃ 5 min;

94℃ 30 s、60℃ 30 s、72℃ 45 s,共 35 个循环;

72℃ 7 min.

反应结束后,置 4℃保存。

2. PCR 产物的限制性酶切

20 μL 酶切反应体系成分如下:

10×酶切反应缓冲液	2 μL
PCR 扩增产物	10 μL
Sal Ⅰ 内切酶(10 U/mL)	1 μL
灭菌 ddH$_2$O 加至终体积	20 μL

置 65℃水浴中消化过夜。

3. 琼脂糖凝胶电泳检测（参照实验十四"DNA 的琼脂糖凝胶电泳"）

1）胶板的准备

2）2‰的琼脂糖凝胶的制备

3）电泳加样

4）电泳检测分析　电泳完成后关闭电源取出凝胶,放在凝胶图像处理系统中观察并记录 PCR - RFLP 结果。

4. 结果判断与分析

根据所检测的 PCR 产物酶切样品,对比 DNA Marker 在紫外灯下观察凝胶中的条带,观察并记录电泳结果,绘制 DNA 酶切后 RFLP 等位片段与系谱相关图,进行连锁分析,判断个体基因组成特征。

五、注意事项

1. PCR 扩增时注意反应体系的精准,扩增时注意循环参数的设置。

2. PCR 产物的电泳检测时注意目的片段酶切后分子的大小,来选择适当浓度的琼脂糖凝胶,以达到最佳分离效果,其他注意事项参照实验十四。

3. PCR 产物酶切时注意根据碱基突变位点,选择适当的限制性内切酶进行切割。

六、思考题

如何进行血友病的诊断?

实验十七　PCR 法检测微卫星位点多态性

一、实验目的

1. 熟悉 PCR 技术的原理及实验步骤。

2. 了解微卫星位点多态性的应用价值。

二、实验原理

PCR 技术是在模板 DNA、引物和四种脱氧核糖核苷酸存在下,依赖于 DNA 聚合酶的酶促合成反应,其反应过程类似于 DNA 的天然合成,特异性依赖于与靶序列两端互补的寡核苷酸引物。PCR 主要由变性——退火——延伸三个基本反应步骤构成(具体反应原理参照实验九)。

真核生物基因组中具有大量的简单重复序列,因为其重复单位小(核心序列 2—6 bp),重复次数多,人们称之为微卫星。人类基因组中约有$(5×10^4)$—$(1×10^5)$个(CA)重复,重复次数一般为 10—60 次,重复单位相同,其长度一般小于 200 bp,又称为短小串联重复序列(short tandem repeats, STR)。微卫星多位于编码区附近,也可位于基因内的间隔区、外显子、内含子和调控区域,且分布均匀。

每个特定位点的微卫星 DNA 均由两部分构成:中间的核心区和外围的侧翼区。核心区含有一个以上的称为"重复"的短序列,一般该重复单位的碱基对数目不变,而串联在一起的重复单位数目是随机改变的,串联重复单位的外围即是侧翼区。不同动物个体可以表现为侧翼区相同而串联重复单位的数目不同;也可为有相同数目的重复单位,但侧翼区所在染色体位置不同,或者两者均不同。对侧翼序列研究表明,微卫星侧翼序列突变少,一般为单拷贝序列,因此单拷贝的侧翼序列可以将微卫星特异定位于染色体的某一部位,这样,动物中该特定微卫星位点的等位基因差异主要来自不同数目的串联重复。

微卫星标记是目前发展的第二代遗传标记,与其他遗传标记技术相比,具有以下特点:① 保守性微卫星序列在哺乳动物中间具有一定程度的保守性,即在一些紧密相关的物种中其重复单位和重复次数具有一定相似性;② 等显性遗传微卫星标记的等位基因符合孟德尔遗传定律,呈等显性遗传;③ 多态性在正常动物群体中显多态现象,即微卫星拷贝数在某一群体中是可变的;④ 具有遗传连锁不平衡现象;⑤ 均可被转录,有些编码蛋白质,而另一些则不编码蛋白质(位于非转译区的 5′和 3′端);⑥ 微卫星属于不稳定的DNA 序列,其数目在某些遗传病中有扩增现象,而这种扩增并非是减数分裂和重组造成的,扩增发生在减数分裂过程中,也可以发生在有丝分裂过程中,并且可以遗传,而导致嵌合体形成;⑦ 在不同基因位点上的微卫星 DNA 的重复顺序可以不同也可以相同。因此微卫星可用于亲子鉴定,法医科学和人类疾病的诊断,研究遗传杂交育种,构建遗传连锁图,群体遗传结构及遗传关系的分析,近交系动物近交程度及遗传稳定性的监测与评价,遗传多样性与遗传结构、遗传关系、进化历史的分析,遗传多样性与物种资源保护等。

针对微卫星侧翼区序列相对保守的特点,可根据侧翼区的保守序列设计引物,通过 PCR 反应特异性扩增微卫星位点侧翼区和核心区的重复序列,通过检测扩增产物分子量大小不同,可鉴别个体中微卫星位点的多态性。

本实验选择的微卫星位点为 9 号染色体上 D9S301 位点,此位点被公认为可用于人微卫星位点检测,检出率高,是亲子鉴定或亲缘关系判定上常用的微卫星位点。

三、实验用品

1. 器材

　　PCR 扩增仪、微量移液器、电子天平、恒温水浴箱、量筒、锥形瓶、微波炉、台式高速离心机、水平电泳槽、灌胶模具及梳子、琼脂糖凝胶电泳系统、凝胶图像处理系统。

2. 试剂

　　外周血 DNA、多态性位点引物、PCR 反应试剂(包括 Taq DNA 聚合酶、10×PCR 反应缓冲液、dNTP、灭菌 ddH$_2$O、Mg^{2+})、2% 的琼脂糖凝胶、5×TAE、6×上样缓冲液、DNA Marker (DL‑2000)、溴化乙锭贮存液(10 mg/mL)(EB)。

四、实验步骤

1. 多态性位点引物信息

A　5′‑AGTTTTCATAACACAAAAGAGAACA‑3′
S　5′‑ACCTAAATGTTCATCAAAAGAGG‑3′
定位于 9 号染色体 D9S301 位点,常用于亲子鉴定或亲缘关系判定上。

2. DNA 模板提取

　　取来自于不同种族,不同区域,不同年龄阶段的多组人外周血样本,通过外周血 DNA 抽提试剂盒获得各组人外周血 DNA 模板,并检测 DNA 浓度。

3. PCR 反应体系

25 μL 反应体系成分如下:

10×PCR 反应缓冲液	2.5 μL
dNTP(5mM)	1.5 μL
Mg^{2+}	2 μL
外周血 DNA 模板	2 μL
多态性位点引物(10 μM)	各 1 μL
Taq DNA 聚合酶(5U/μL)	0.3 μL
灭菌 ddH$_2$O 加至终体积	25 μL

4. PCR 反应循环参数

94℃ 3 min；

94℃ 30 s、50℃ 30 s、72℃ 30 s，共 32 个循环；

72℃ 5 min。

反应结束后，置 4℃保存。

5. 琼脂糖凝胶电泳检测（参照实验十四"DNA 的琼脂糖凝胶电泳实验"）

1）胶板的准备

2）1%的琼脂糖凝胶的制备

3）电泳加样

4）电泳检测分析 1%琼脂糖（含 EB）在 TAE 中电泳，电压 5—7 V/cm，溴酚蓝泳至 3 cm 处停止电泳，紫外观察。

6. 结果判断与分析

根据 PCR 电泳带与 DNA 标准带进行分析个体差异的判断。

五、注意事项

1. PCR 扩增时注意反应体系的精准，扩增时注意循环参数的设置。

2. PCR 产物的电泳检测时注意目的片段酶切后分子的大小，来选择适当浓度的琼脂糖凝胶，以达到最佳分离效果。

六、思考题

如何采用微卫星检测法鉴定亲兄弟关系？

主要参考文献

［1］顾晓松，谭湘陵，丁斐. 分子生物学理论与技术［M］. 北京：北京科学技术出版社，2002 年 3 月第一版.

［2］Bhattacharya SK，Nathawat LS，Damani P，et al. Assessment of potential *in vitro* genotoxic and cytotoxic effects of bupropion hydrochloride（wellbutrin）in human peripheral lymphocytes and human cortical neuron［J］. Toxicology International. 2013,20(1),11 - 18.

［3］杜少陵，徐思斌. 医学遗传学实验与学习指导［M］. 合肥：中国科学技术出

版社,2012年第一版.

[4] 彭涛,宋聚忠,谢怀江等.用CB微核法研究离体血辐射剂量与微核率的量效关系[J].辐射研究与辐射工艺学报,1997,15(1),48-50.

[5] Hallare AV,Gervasio MK,Gervasio PL, et al. Monitoring genotoxicity among gasoline station attendants and traffic enforcers in the City of Manila using the micronucleus assay with exfoliated epithelial cells [J]. Environ Monit Assess. 2009, 156(1-4): 331-341.

[6] 王延华,刘佳,夏庆洁.PCR理论与技术[M].北京:科学出版社,2013年6月第三版.

[7] 安利国.分子生物学及基因工程实验教程[M].北京:科学出版社,2012年5月第二版.

[8] 严海燕.基因工程与分子生物学实验教程[M].武汉:武汉大学出版社,2009年5月第一版.

[9] 郜金荣.分子生物学实验指导[M].武汉:武汉大学出版社,2007年9月第一版.

[10] Taylor K, Lemon JA, Boreham DR. Radiation-induced DNA damage and the relative biological effectiveness of 18F-FDG in wild-type mice[J]. Mutagenesis. 2014, 29(4): 279-287.

[11] Saiki RK. Gelfand DH, Stoffel S, et al. Primer-directed enzymatic amplification of DNA with a thermostable DNA polymerase [J]. Science. 1988, 239(4839): 487-491.

[12] Mullis KB, Faloona FA. Specific synthesis of DNA in vitro via a polymerase-catalyzed chain reaction[J]. Meth ods Enzymol. 1987; 155:335-350.

第二部分 医学遗传学各章教学大纲要求与习题

学习指导根据医学遗传学教学大纲和教材内容而编写,将教学内容及知识点进行了归纳和总结,包括对与教材相对应的 16 个章节内容的教学大纲要求及复习思考题,并附有参考答案,以帮助学生更好地掌握基本知识。

习题按章给出,包括练习题(单选题、多选题、名词解释和问答题)和参考答案两部分,各章则基本根据字数分配题量。

选择题、名词解释和问答题是目前医学考试的常用题型,其中单选题题为最佳选择题,多个备选答案中有 1 个为最佳答案,其余为干扰答案;多选题是复合是非题,1 组多个备选答案中可有 2 个以上的答案,如少选或多选均不能得分;名词解释都使用了英文专业词汇,旨在是提高医学生的专业英文词汇量;问答题似乎不可能有所谓的标准答案,所以仅给出了答题要点。因为试题中的一小部分或有一定的难度,或已超出书本范围,目的也就在于希望引导医学生多读点课外书籍,不应仅仅局限于教材。

第一章 绪 论

一、教学大纲要求

1. 掌握医学遗传学、遗传病、再发风险等基本概念。
2. 掌握遗传因素对疾病发生的作用类型,遗传病的特点和分类。
3. 熟悉遗传病的研究策略。
4. 熟悉医学遗传学的分支学科。
5. 了解医学遗传学的发展历史。

二、习题

一、单选题

1. 医学遗传学研究的对象是　　　　　　　　　　　　　　　（　）

    A. 遗传病　　　　　　　　　　B. 基因病

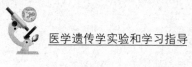

C. 分子病   D. 染色体病

2. 由于生殖细胞或受精卵细胞里的遗传物质发生突变引起的疾病称为：   （   ）

    A. 遗传病   B. 先天性疾病

    C. 家族性疾病   D. 分子病

3. 一个基因或一对基因发生突变引起的疾病,叫   （   ）

    A. 遗传病   B. 多基因病

    C. 单基因病   D. 染色体病

4. 由多对基因和环境因素共同作用产生的疾病称为   （   ）

    A. 遗传病   B. 多基因病

    C. 单基因病   D. 染色体病

5. 染色体数目和结构发生改变引起的疾病是   （   ）

    A. 先天性疾病   B. 后天性疾病

    C. 遗传病   D. 染色体病

6. 不是医学遗传学研究技术和方法是哪一项   （   ）

    A. 系谱分析   B. 群体筛选

    C. 家系调查   D. 血型鉴定

7. _____于 1953 年提出 DNA 双螺旋结构,标志分子遗传学的开始。

                                                  （   ）

    A. Jacob 和 Momod   B. Watson 和 Crick

    C. Khorana 和 Holley   D. Avery 和 McLeod

8. 多数恶性肿瘤的发生机制都是在_____的基础上发生的 （   ）

    A. 微生物感染   B. 放射线照射

    C. 化学物质中毒   D. 遗传物质改变

9. 发病率最高的遗传病是   （   ）

    A. 单基因病   B. 多基因病

    C. 染色体病   D. 体细胞遗传病

二、多选题

1. 遗传病的特征多表现为   （   ）

    A. 家族性   B. 先天性   C. 传染性

    D. 同卵双生同病率高于异卵双生

    E. 不累及非血缘关系者

2. 判断是否为遗传病的指标为   （   ）

A. 患者亲属发病率随亲属级别下降而下降

B. 患者亲属发病率随亲属级别下降而升高

C. 患者亲属发病率不随亲属级别变化而变化

D. 患者家族成员发病率高于一般群体

E. 患者血缘亲属发病率高于非血缘亲属

三、填空题

1. 医学遗传学是一介于基础与临床之间的桥梁学科,是_____与_____相互结合的结果。

2. 单基因病包括_____、_____、_____、_____和_____等。

四、名词解释

1. 医学遗传学(medical genetics)　2. 生化遗传学(Biochemical genetics)　3. 遗传病(genetic disease)　4. 单基因病(single gene disease)　5. 多基因病(polygenic disease)　6. 染色体病(chromosome disease)　7. 细胞遗传学(cytogenetics)

五、问答题

1. 简述遗传病的特征。

2. 医学遗传学中较常用的研究方法有哪些? 遗传病对人类有哪些危害?

3. 遗传病与先天性疾病和家族性疾病有什么关系?

第二章　基因生物学

一、教学大纲要求

1. 掌握基因、断裂基因、基因组、密码子与反密码子等概念,基因的化学本质,DNA 分子结构及其特征,基因的分类,基因组组成,基因复制,基因表达,RNA 编辑及其意义,人类基因组计划,结构基因组学及其研究内容,后基因组计划及其研究内容。

2. 熟悉基因概念的演变,断裂基因的结构特点,遗传密码的通用性与兼并性,基因表达的控制。

3. 了解人类基因组计划已取得的成就。

二、习题

一、单选题

1. 真核生物细胞断裂基因的编码顺序是   （   ）

    A. 外显子   B. 内含子

    C. 终止子   D. 启动子

2. 人类基因组的核苷酸序列图也就是分子水平最高层次的、最详尽的物理图。测定的总长度约为 1 m，由 _____ 亿核苷酸组成的序列图是人类基因组计划中最为明确、最为艰巨的定量、定质（准确性）、定时的任务。（   ）

    A. 30 多   B. 35

    C. 30   D. 32

3. _____ 主要分布在单一序列中。   （   ）

    A. 间隔序列   B. 端粒 DNA

    C. 结构基因   D. 微卫星 DNA

4. Alu 序列是   （   ）

    A. 单一序列   B. 高度重复序列

    C. 短分散核单元   D. 长分散核单元

5. 断裂基因内含子和外显子的接头形式称   （   ）

    A. GT－AG 法则   B. GA－UG 法则

    C. GT－TA 法则   D. GU－AG 法则

6. 密码子是指   （   ）

    A. DNA 分子中的三个随机的碱基对顺序

    B. rRNA 分子中的三个随机的碱基顺序

    C. tRNA 分子中密码环上的三个碱基顺序

    D. mRNA 分子中三个相邻的碱基顺序

7. 一个 tRNA 上的反密码子是 5′AGC3′，它能识别的密码子是 （   ）

    A. 5′UGC3′   B. 5′UCG3′

    C. 5′CGU3′   D. 5′GCU3′

8. 基因表达时，遗传信息的基本流动方向是   （   ）

    A. RNA→DNA→蛋白质

    B. hnRNA→mRNA→蛋白质

    C. DNA→mRNA→蛋白质

    D. DNA→tRNA→蛋白质

9. 断裂基因转录的过程是 （ ）

    A. 基因→hnRNA→剪接、加尾→mRNA

    B. 基因→hnRNA→剪接、戴帽→mRNA

    C. 基因→hnRNA→戴帽、加尾→mRNA

    D. 基因→hnRNA→剪接、戴帽、加尾→mRNA

10. 遗传密码表中的遗传密码是以以下何种分子的 $5'→3'$ 方向的碱基三联体表示 （ ）

    A. DNA   B. mRNA

    C. tRNA   D. rRNA

11. 人类基因组中存在着重复单位为 2—6bp 的重复序列,称为 （ ）

    A. tRNA   B. rRNA

    C. 微卫星 DNA   D. 线粒体 DNA

12. 人类基因组计划物理图研究所用的位标是 （ ）

    A. STR   B. RFLP

    C. SNP   D. STS

13. 结构基因序列中的增强子的作用特点为 （ ）

    A. 有明显的方向性,从 $5'→3'$ 方向

    B. 具有组织特异性

    C. 只能在转录基因的上游发生作用

    D. 只能在转录基因的下游发生作用

14. 在结构基因组学的研究中,旨在鉴别人类基因组中全部基因的位置、结构与功能的基因组图为 （ ）

    A. 遗传图   B. 转录图

    C. 物理图   D. 序列图

15. 真核生物基因表达调控的精髓为 （ ）

    A. 瞬时调控   B. 发育调控

    C. 分化调控   D. 生长调控

二、多选题

1. HGP 完成的几张图包括 （ ）

    A. 遗传图   B. 物理图

    C. 基因组测序图   D. 功能图

    E. 结构图

2. 如下标记可以用作基因定位的遗传标记包括 （ ）

A. 高度重复序列

    B. 单拷贝序列

    C. 限制性片段长度多态性(RFLP)

    D. 短串联重复(STR)

    E. 单个核苷酸多态性(SNP)

3. 人类基因组中的功能序列包括　　　　　　　　　　　　　　（　　）

    A. 单一基因　　　　　　　　B. 结构基因

    C. 基因家族　　　　　　　　D. 假基因

    E. 串联重复基因

4. 断裂基因的侧翼序列包括　　　　　　　　　　　　　　　　（　　）

    A. 内含子　　　　　　　　　B. 启动子

    C. 增强子　　　　　　　　　D. 外显子

    E. 终止子

5. 启动子包括　　　　　　　　　　　　　　　　　　　　　　（　　）

    A. TATA box　　　　　　　　B. CTCT box

    C. CAAT box　　　　　　　　D. GC box

    E. CG box

6. 基因组中编码蛋白质或酶的序列是　　　　　　　　　　　　（　　）

    A. 高度重复序列　　　　　　B. Alu 序列

    C. 倒位重复序列　　　　　　D. 单一序列

    E. 结构基因序列

7. 下列哪些序列是高度重复序列?　　　　　　　　　　　　　（　　）

    A. 卫星 DNA　　　　　　　　B. 小卫星 DNA

    C. 微卫星 DNA　　　　　　　D. 着丝粒、端粒的异染色质区

    E. Alu 序列

8. 生物体内基因所必须具备的基本特性包括　　　　　　　　　（　　）

    A. 同一种生物的不同个体之间应能保持量的恒定和质的相对稳定

    B. 同种生物的亲代个体和子代个体之间应能保持量的恒定和质的相对稳定

    C. 必须具备决定生物性状的作用

    D. 由亲代向子代传递过程中不会发生任何突变

    E. 必须是决定一定功能产物的 DNA 序列

9. 真核生物断裂基因结构上的两个重要特点为　　　　　　　　（　　）

A. 断裂基因中的内含子和外显子的关系并非完全固定不变的,因此产生基因的差别表达

B. 侧翼顺序

C. 外显子-内含子接头为高度保守的一致顺序

D. 真核生物断裂基因由外显子和内含子组成

E. 增强子

10. 人类基因组按 DNA 序列分类有以下形式　　　　　　　　　　（　　）

　　A. 微卫星 DNA　　　　　　　　B. 可动 DNA 因子

　　C. 短分散元件　　　　　　　　D. 单拷贝序列

　　E. 内含子

11. 下列关于 RNA 编辑的描述哪些是正确的　　　　　　　　　　（　　）

　　A. RNA 编辑改了 DNA 的编码序列

　　B. RNA 编辑现象在 mRNA,tRNA,rRNA 中都存在

　　C. RNA 编辑违背了中心法则

　　D. 通过编辑的 mRNA 具有翻译活性

　　E. 尿嘧啶核苷酸的加入或删除为 RNA 编辑的形式之一

12. 侧翼序列包括　　　　　　　　　　　　　　　　　　　　　（　　）

　　A. TATA 框　　　　　　　　　　B. 增强子

　　C. poly A 尾　　　　　　　　　　D. 终止信号

　　E. CAAT 框

13. 下列对遗传学图距"厘摩"的描述哪些是正确的　　　　　　　（　　）

　　A. 1 厘摩表示两个基因在精卵形成时的染色体交换中分离的几率为 1%

　　B. 1 厘摩相当于 10^6 bp

　　C. 厘摩为"遗传图"研究中的图距单位

　　D. 1 厘摩相当于 10^8 bp

　　E. 厘摩为"物理图"研究中的图距单位

14. 真核生物基因表达调控主要通过哪些阶段水平实现　　　　　　（　　）

　　A. 转录前　　　　　　　　　　　B. 转录水平

　　C. 转录后　　　　　　　　　　　D. 翻译

　　E. 翻译后

15. 下列对人类基因遗传密码正确的描述为　　　　　　　　　　（　　）

　　A. 遗传密码的通用性是相对的

B. 由于线粒体 DNA 独立存在于核外,故其遗传密码与通用密码完全不同

C. 几种遗传密码可编码同一种氨基酸,一种遗传密码也可编码多种氨基酸

D. 遗传密码的简并性有利于保持物种的稳定性

E. DNA 的脱氧核苷酸长链上任意 3 个碱基构成一个密码子

三、名词解释

1. 断裂基因（split gene） 2. 基因组（genome） 3. 多基因家族（multigene family） 4. 外显子（exon） 5. 内含子（intron）

四、问答题

1. 染色体与基因、DNA 之间有什么联系?

2. 简述基因的表达?

3. 细胞中有哪几种 RNA? 它们分别有哪些特殊的功能?

4. 什么是人类基因组与人类基因组学?

5. 什么是人类基因组计划? 它包括哪些方面的内容?

第三章　基因突变

一、教学大纲要求

1. 掌握基因突变的特性,基因突变的类型和分子机制。
2. 熟悉诱发基因突变的因素和基因突变的修复机制。
3. 了解动态突变疾病的临床及遗传学特征。

二、习题

一、单选题

1. 产生移码突变可能是由于碱基对的　　　　　　　　　　（　　）

A. 转换　　　　　　　　　　B. 颠换

C. 点突变　　　　　　　　　D. 插入

2. 一男性患有脆性 X 综合征（CGG）n,其病因是 n 由 60 变为 300。请问是发生以下哪种现象　　　　　　　　　　　　　　（　　）

A. 同义突变　　　　　　　　B. 错义突变

C. 动态突变　　　　　　　　D. 移码突变

3. 基因突变的遗传基础是 （ ）

    A. 性状表现型的改变　　　　B. 染色体的结构变异

    C. 遗传物质的化学变化　　　　D. 环境的改变

4. 碱基替换是基因突变的重要分子基础之一。碱基转换指的是 （ ）

    A. 嘌呤替换嘌呤　　　　B. 嘧啶替换嘌呤

    C. 嘌呤替换嘧啶　　　　D. 碱基类似物替换正常碱基

5. 由脱氧三核苷酸串联重复扩增而引起疾病的突变为 （ ）

    A. 移码突变　　　　B. 动态突变

    C. 片段突变　　　　D. 转换

6. 在突变点后所有密码子发生移位的突变为 （ ）

    A. 移码突变　　　　B. 动态突变

    C. 片段突变　　　　D. 转换

7. 染色体结构畸变属于 （ ）

    A. 移码突变　　　　B. 动态突变

    C. 片段突变　　　　D. 转换

8. 碱基替换是基因突变的重要分子基础之一。碱基颠换指的是 （ ）

    A. 嘌呤替换嘌呤

    B. 嘧啶替换嘌呤或嘌呤替换嘧啶

    C. 嘧啶替换嘧啶

    D. 碱基类似物替换正常碱基

9. 在同义突变中，三联体密码发生改变而 （ ）

    A. 核苷酸不变　　　　B. 碱基序列改变

    C. 氨基酸种类不变　　　　D. 核酸种类不变

10. 由于突变使编码密码子形成终止密码，此突变为 （ ）

    A. 错义突变　　　　B. 无义突变

    C. 终止密码突变　　　　D. 移码突变

11. 不改变氨基酸编码的基因突变为 （ ）

    A. 同义突变　　　　B. 错义突变

    C. 无义突变　　　　D. 终止密码突变

12. 可以通过分子构象改变而导致与不同碱基配对的化学物质为（ ）

    A. 羟胺　　　　B. 亚硝酸

    C. 烷化剂　　　　D. 5－溴尿嘧啶

13. 属于转换的碱基替换为 （ ）

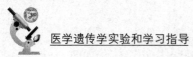

A. A 和 C B. A 和 T

C. T 和 C D. G 和 T

14. 属于颠换的碱基替换为　　　　　　　　　　　　　　（　　）

A. G 和 T B. A 和 G

C. T 和 C D. C 和 U

15. 在 DNA 复制时插入两对碱基,会引起三联体密码　　　　（　　）

A. 替换 B. 倒位

C. 移码 D. 缺失

16. 在一个突变过程中,一对额外的核苷酸插入 DNA 内,会有什么样的

结果　　　　　　　　　　　　　　　　　　　　　　　　　　（　　）

A. 完全没有蛋白产物

B. 产生的蛋白中有一个氨基酸发生变化

C. 产生的蛋白中有三个氨基酸发生变化

D. 产生的蛋白中,插入部位以后的大部分氨基酸都发生变化

二、多选题

1. 下列碱基哪几种替代为颠换　　　　　　　　　　　　　（　　）

A. A → G B. T → G

C. A → T D. C → G

E. C → T

2. 对多肽链氨基酸序列有影响的点突变包括　　　　　　　（　　）

A. 同义突变 B. 错义突变

C. 无义突变 D. 插入

E. 缺失

3. 下列碱基哪几种替代为转换　　　　　　　　　　　　　（　　）

A. A → G B. T → G

C. A → T D. C → G

E. C → T

4. 点突变若发生于 mtDNA rRNA 基因上,可导致　　　　（　　）

A. 呼吸链中多种酶缺陷

B. 电子传递链中某种酶缺陷

C. 线粒体蛋白输入缺陷

D. 底物转运蛋白缺陷

E. 多条多肽编码不正确

5. 基因突变的特点　　　　　　　　　　　　　　　　（　　）

 A. 不可逆性　　　　　　　B. 多向性

 C. 可重复性　　　　　　　D. 有害性

 E. 稀有性

6. 片段突变包括　　　　　　　　　　　　　　　　　（　　）

 A. 重复　　　　　　　　　B. 缺失

 C. 碱基替换　　　　　　　D. 重组

 E. 重排

7. 属于动态突变的疾病有　　　　　　　　　　　　　（　　）

 A. 脆性 X 综合征　　　　　B. 镰状细胞贫血

 C. 半乳糖血症　　　　　　D. Huntington 舞蹈症

 E. β 地中海贫血

8. 属于静态突变的疾病有　　　　　　　　　　　　　（　　）

 A. 脆性 X 综合征　　　　　B. 镰状细胞贫血

 C. 半乳糖血症　　　　　　D. Huntington 舞蹈症

 E. β 地中海贫血

三、名词解释

1. 同义突变(same sense mutation)　2. 无义突变(non-sense mutation)
3. 错义突变(missense mutation)　4. 移码突变(frame-shift mutation)
5. 动态突变(dynamic mutation)　6. 碱基替换(base substitution)　7. 转换
(transition)　8. 颠换(transversion)

四、问答题

1. 什么是基因突变? 它可分为哪些类型? 基因突变有哪些后果?
2. 点突变、动态突变的特点是什么?
3. 简述 DNA 损伤的修复机制。
4. 基因突变具有哪些特性?
5. 简述碱基替换的定义、形式和遗传效应。

第四章　单基因遗传

一、教学大纲要求

1. 常用系谱符号,系谱与系谱分析法。

2. 单基因疾病的遗传方式常染色体显性遗传（AD）、常染色体隐性遗传（AR）、X-连锁显性遗传（XD）、X-连锁隐性遗传（XR）、Y-连锁遗传的概念，婚配类型和子代再发风险估算，系谱特征。

3. 影响单基因遗传的因素。

4. 常见的几种单基因遗传疾病。

二、习题

一、单选题

1. 在世代间呈现连续传递并且无性别分布差异的遗传病为 （ ）

    A. AR   B. AD   C. XR   D. XD

    E. Y 连锁遗传

2. 在世代间呈现不连续传递并且无性别分布差异的遗传病为 （ ）

    A. AR   B. AD   C. XR   D. XD

    E. Y 连锁遗传

3. 在世代间呈现连续传递并且女性发病率高于男性的遗传病为 （ ）

    A. AR   B. AD   C. XR   D. XD

    E. Y 连锁遗传

4. 在世代间呈现不连续传递并且男性发病率高于女性的遗传病为

    （ ）

    A. AR   B. AD   C. XR   D. XD

    E. Y 连锁遗传

5. 家族中所有具有血缘关系的男性都发病的遗传病为 （ ）

    A. AR   B. AD   C. XR   D. XD

    E. Y 连锁遗传

6. 属于单基因遗传病的为 （ ）

    A. 精神分裂症   B. 糖尿病

    C. 原发性高血压   D. 小脑脊髓萎缩

7. 属于完全显性的遗传病为 （ ）

    A. 软骨发育不全   B. 多指症

    C. Huntington 舞蹈病   D. 短指症

8. 属于不完全显性的遗传病为 （ ）

    A. 软骨发育不全   B. 短指症

    C. Huntington 舞蹈病   D. 早秃

9. 属于不规则显性的遗传病为　　　　　　　　　　　　（　　）
  A. 软骨发育不全　　　　　　　　B. 多指症
  C. Huntington 舞蹈病　　　　　　D. 短指症

10. 属于从性显性的遗传病为　　　　　　　　　　　　　（　　）
  A. 软骨发育不全　　　　　　　　B. Huntington 舞蹈病
  C. 短指症　　　　　　　　　　　D. 早秃

11. 一定基因型的个体在特定的环境中形成相应表现型的比例用（　　）
  A. 表现度　　　　　　　　　　　B. 外现率
  C. 遗传度　　　　　　　　　　　D. 发病率

12. 延迟显性属于　　　　　　　　　　　　　　　　　　（　　）
  A. AR　　　　B. AD　　　　C. XR　　　　D. XD

13. 存在交叉遗传和隔代遗传的遗传病为　　　　　　　　（　　）
  A. AR　　　　B. AD　　　　C. XR　　　　D. XD

14. 男性患者的女儿均患病的遗传病为　　　　　　　　　（　　）
  A. AR　　　　B. AD　　　　C. XR　　　　D. XD

15. 患者的正常同胞有 2/3 可能性为携带者的遗传病为　　（　　）
  A. AR　　　　B. AD　　　　C. XR　　　　D. XD

16. 在患者的同胞中有 1/2 的可能性为患者的遗传病为　　（　　）
  A. AR　　　　B. AD　　　　C. XR　　　　D. XD

17. 两个均为 AB 型血型的人婚配,子女不可能的血型为　（　　）
  A. A 型　　　　B. B 型　　　　C. AB 型　　　　D. O 型

18. 两个基因型都是杂合子的 AD 遗传病的患者,婚配所生儿子的患病
几率是　　　　　　　　　　　　　　　　　　　　　（　　）
  A. 1/2　　　B. 1/4　　　C. 3/4　　　D. 1

19. 下列哪个疾病不表现为交叉遗传　　　　　　　　　　（　　）
  A. Huntington 舞蹈病　　　　B. 血友病 A
  C. 血友病 B　　　　　　　　　D. 红绿色盲

20. 带有常染色体隐性致病基因(a)的祖父把这个致病基因传给孙辈的
概率是　　　　　　　　　　　　　　　　　　　　　（　　）
  A. 1/2　　　B. 1/4　　　C. 1/3　　　D. 1/9

21. 在 XR 遗传病中,如果不考虑遗传异质性,当男性患者和女性携带者
婚配时,其女儿患病风险为　　　　　　　　　　　　　（　　）
  A. 1/4　　　B. 1/2　　　C. 2/3　　　D. 3/4

22. 如果母亲为红绿色盲,父亲正常,其四个儿子有(　　)可能是色盲。 (　　)

    A. 1个　　　　B. 2个　　　　C. 3个　　　　D. 4个

    E. 0个

23. 下图为一种遗传病的系谱,其最可能为下列哪一种遗传病　　(　　)

    A. 伴 X 染色体显性遗传病

    B. 伴 X 染色体隐性遗传病

    C. 线粒体遗传病

    D. 不确定

24. 双亲和子女之间的亲缘系数为 (　　)

    A. 1/2　　　　B. 1/4　　　　C. 1/8　　　　D. 1/16

25. 兄弟姐妹之间的亲缘系数 (　　)

    A. 1/2　　　　B. 1/4　　　　C. 1/8　　　　D. 1/16

26. 对于 XD,女性获得致病基因的机会比男性多 (　　)

    A. 1倍　　　　B. 2倍　　　　C. 3倍　　　　D. 4倍

27. 双亲的血型分别为 A 型和 B 型,子女可能的血型是 (　　)

    A. A 型、B 型　　　　　　　　B. B 型、O 型

    C. AB 型、A 型　　　　　　　　D. O 型、A 型

    E. A 型、B 型、AB 型、O 型

28. 对于 XR,下列婚配方式会出现类显性遗传的是 (　　)

    A. 杂合子与杂合子　　　　　　B. 杂合子与正常人

    C. 杂合子与患者　　　　　　　D. 患者与患者

29. 家系调查的最主要目的是 (　　)

    A. 了解发病人数　　　　　　　B. 了解疾病的遗传方式

    C. 了解医治效果　　　　　　　D. 收集病例

30. 一个 10 万人的群体中,有 10 人患白化病,该群体中白化病携带者的频率为 （ ）

    A. 1/10 000   B. 1/5 000

    C. 1/1 000   D. 1/100

    E. 1/50

31. 对于 XD,不正确的是 （ ）

    A. 交叉遗传

    B. 系谱中男性患者远多于女性患者

    C. 系谱中女性患者远多于男性患者

    D. 致病基因位于 X 染色体上

    E. 连续遗传

32. 对于 XR,不正确的是 （ ）

    A. 系谱中往往只有男性患者

    B. 儿子如果发病,母亲一定是携带者

    C. 女儿为患者,其父一定为患者

    D. 双亲无病时女儿可发病儿子不会发病

33. 关于外显率的描述,正确的是 （ ）

    A. 外显率是指在一个群体中有致病基因的个体中,表现出相应病理表型人数的百分率

    B. 不完全外显中,外显率介于 0 和 100% 之间

    C. 是引起不规则显性的原因之一

    D. 未外显的个体称为顿挫型

    E. 以上均正确

34. 已知短指症为常染色体显性遗传病,常见患者与正常人婚配,生下短指症患者的可能是 （ ）

    A. 1/2   B. 1/4   C. 3/4   D. 2/3

35. 遗传病中,当父亲是某病患者时,无论母亲是否有病,他们子女中的女孩全部患此病,这种遗传病最可能是 （ ）

    A. 常染色体显性遗传病   B. 常染色体隐性遗传病

    C. X 连锁显性遗传病   D. X 连锁隐性遗传病

二、多选题

1. X 连锁隐性遗传病表现为 （ ）

    A. 系谱中只有男性患者

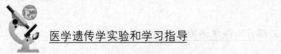

B. 女儿有病,父亲一定有病

C. 父母无病,子女也无病

D. 有交叉遗传

E. 母亲有病,儿子一定有病

2. A 血型父亲和 B 血型母亲所生子女的血型有　　　　　　　　（　　）

A. A 型　　　　　B. B 型　　　　　C. AB 型　　　　　D. O 型

E. H 型

3. 主要为男性发病的遗传病为　　　　　　　　　　　　　　　（　　）

A. AR　　　　　B. AD　　　　　C. XR　　　　　D. XD

E. Y 连锁遗传病

4. 发病率有性别差异的遗传病有　　　　　　　　　　　　　　（　　）

A. AR　　　　　B. AD　　　　　C. XR　　　　　D. XD

E. Y 连锁遗传病

5. 常染色体显性遗传(AD)的不同类型有　　　　　　　　　　　（　　）

A. 完全显性　　　　　　　　　B. 不完全显性

C. 不规则显性　　　　　　　　D. 共显性

E. 延迟显性

6. AD 系谱的特点是　　　　　　　　　　　　　　　　　　　　（　　）

A. 双亲之一是患者　　　　　B. 患者的子女有 1/2 发病机会

C. 男女发病机会不相等　　　D. 男女发病机会相等

E. 连续传递

7. AR 系谱的特点是　　　　　　　　　　　　　　　　　　　　（　　）

A. 患者的双亲是携带者

B. 患者的同胞有 1/4 发病机会

C. 男女机会均等

D. 散发病例

E. 近亲婚配后代发病风险明显增高

8. XR 系谱的特点是　　　　　　　　　　　　　　　　　　　　（　　）

A. 系谱中常常只见男性患者

B. 男性患者的致病基因来自母亲

C. 男性患者的致病基因只能传给女儿

D. 男性患者的致病基因不能传给儿子

E. 男性患者的致病基因能传给儿子

9. 交叉遗传的特点是　　　　　　　　　　　　　　　　　　（　　）

　　A. 连续传递

　　B. 男性患者的致病基因来自母亲

　　C. 男性患者的致病基因只能传给女儿

　　D. 男性患者的致病基因不能传给儿子

　　E. 不连续传递

10. 影响单基因病发病规律性的因素有　　　　　　　　　　　　（　　）

　　A. 表现度　　　　　　　　　　　B. 基因的多效性

　　C. 遗传异质性　　　　　　　　　D. 从性遗传和限性遗传

　　E. 遗传早现

11. 携带者包括　　　　　　　　　　　　　　　　　　　　　　（　　）

　　A. AR 遗传病杂合子个体

　　B. AD 遗传病未外显的杂合子

　　C. XR 遗传病杂合子女性个体

　　D. 染色体平衡易位携带者

12. XD 遗传系谱中　　　　　　　　　　　　　　　　　　　　（　　）

　　A. 男女患病几率均等

　　B. 女性患者多于男性患者

　　C. 女性患者的儿子患病,女儿不可能患病

　　D. 男性患者后代中,女儿都患病,儿子都正常

13. XR 遗传系谱中　　　　　　　　　　　　　　　　　　　　（　　）

　　A. 男性患者远多于女性患者

　　B. 患者双亲中必有一个为患者

　　C. 男性患者的女儿都正常. 儿子则可能患病

　　D. 双亲无病时,儿子可能发病,女儿则不会发病

14. Y 连锁遗传的特点有　　　　　　　　　　　　　　　　　　（　　）

　　A. 女性不可能为患者,但有可能为携带者

　　B. 家系中只有男性患者

　　C. 患者的儿子一定也为患者,女儿都正常

　　D. 家系中女儿也可能为患者

15. 一个男性血友病 A 患者,他的亲属中可能患血友病 A 的有　（　　）

　　A. 姨表兄弟　　　　　　　　　　B. 姑表兄弟

　　C. 叔、伯、姑　　　　　　　　　D. 外祖父或舅姑

16. 下列亲属中为二级亲属的有 （　　）

　　A. 祖父母、外祖父母　　　　　B. 半同胞

　　C. 舅、姨　　　　　　　　　　D. 姨表兄妹

17. 红绿色盲的遗传特征有 （　　）

　　A. 男性的红绿色盲基因只能从母亲传来

　　B. 男性的红绿色盲基因只能传给其女儿

　　C. 女性的红绿色盲基因只可能传给其儿子

　　D. 女性的红绿色盲基因只可能传给其女儿

18. 一个家庭中,父亲是色觉正常的多指(由常染色体显性基因控制)患者,母亲的表现型正常,他们却生了一个手指正常但患红绿色盲的孩子。下列叙述正确的是 （　　）

　　A. 该孩子的色盲基因来自祖母

　　B. 父亲的基因型是杂合子

　　C. 这对夫妇再生一个男孩,只患红绿色盲的概率是 1/4

　　D. 父亲的精子不携带致病基因的概率是 1/3

19. 下列说法正确的是 （　　）

　　A. 单基因遗传病就是受一对等位基因控制的遗传病

　　B. 适龄生育对于预防遗传病和防止先天性疾病患儿的出生具有重要
　　　意义

　　C. 禁止近亲结婚是预防遗传性疾病发生的最简单有效的方法

　　D. 21 三体综合征和猫叫综合征患者都属于染色体数目异常遗传病

20. 下列遗传病能够用显微镜进行检测的是 （　　）

　　A. 性腺发育不良

　　B. 21 三体综合征(先天性愚型)

　　C. 猫叫综合征

　　D. 色盲

三、填空题

1. 一个白化病人(aa)与一个基因型正常的(AA)的人结婚后代中患者的概率为_____,携带者的概率为_____。

2. 单基因遗传病的主要遗传方式有_____、_____、_____、_____和_____。

3. 在 AD 遗传中,根据显性关系的不同。可分为_____、_____、_____、_____和_____五个类型。

4. 丈夫为 O 血型,妻子为 AB 血型,儿女中可能出现的血型是＿＿＿＿和＿＿＿＿。不可能出现的血型是＿＿＿＿和＿＿＿＿。

5. 血友病 A 为 XR 遗传,致病基因用 h 表示。在女性,患者的基因型应为＿＿＿＿。而携带者的基因型应为＿＿＿＿;在男性,患者的基因型为＿＿＿＿。

四、名词解释

1. 携带者(carrier)　2. 系谱(pedigree)　3. 先证者(proband)　4. 亲缘系数(Coefficient of relationship)　5. 半合子(hemizygote)　6. 表现度(expressivity)　7. 外显率(penetrance)　8. 基因的多效性(Genic Pleiotropy)　9. 遗传异质性(genetic heterogeneity)　10. 从性遗传(sex-conditioned inheritance)　11. 限性遗传(sex-limited inheritance)　12. 拟表型(phenocopy)　13. 交叉遗传(Criss-cross Inheritance)

五、问答题

1. 某 AR 的群体发病率为 10^{-4},当在家族无患者且随机婚配时,其子代的发病风险为多少? 而堂兄妹婚配时,子代的发病风险为多少? 比随机婚配时风险提高了多少倍?

2. 这是一个白化病的系谱,符合什么遗传? 已知白化病的致病基因频率为 1/100,(群体患病率为 1/10 000),请计算 Ⅲ1×Ⅲ2,Ⅱ5×Ⅱ6 所生子女患白化病的风险是多少?

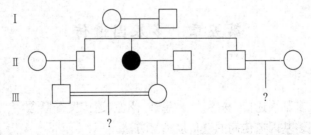

3. 下图为一 AR 家系,已知该疾病的发病率为 1/10 000,请计算 Ⅱ2 与 Ⅱ3 婚配后子女的发病风险率。

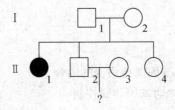

4. Lyon 假说的主要内容是什么？

5. 简述常染色体显性遗传的类型。

6. 简述影响单基因遗传病分析的因素。

7. 简单比较单基因遗传病和多基因遗传病的不同遗传特点。

8. 一对表型正常的夫妇，婚配生出了一个患有白化病的女儿和一个色盲儿子，请分析原因。

9. 根据如图所示的系谱回答下列问题(此病发病率为1/10 000)。

(1) 此病为何种遗传方式？

(2) Ⅰ3 与 Ⅰ4 的基因型是什么？Ⅱ3 为携带者的概率是多少？

(3) Ⅱ2 与 Ⅱ3 婚配，所生子女发病风险如何？

(4) 若这对表兄妹分别在人群中随机婚配，子女发病风险如何？

(5) 若Ⅱ5 不患病，Ⅱ2 与Ⅱ3 结婚所生子女发病风险如何？

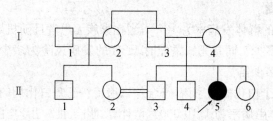

第五章　多基因遗传

一、教学大纲

1. 掌握多基因遗传、易感性、易患性、阈值、遗传度等概念。

2. 掌握多基因遗传病的遗传度估算方法。

3. 熟悉质量性状与数量性状遗传的特点。

4. 了解影响多基因遗传病的再发风险因素。

二、习题

一、单选题：

1. 下列何者不是多基因遗传假说的内容　　　　　　　　　　　　(　)

　　A. 数量性状由多对基因共同控制

B. 这些基因之间没有显隐性关系

  C. 每对基因的作用很微小,但有累加效应

  D. 多基因性状与环境因素无关

2. 下列何者不是多基因遗传的特点 （　）

  A. 两个极端个体杂交,F_1 代都为中间型,但也有变异

  B. 两个极端个体杂交,F_1 代都为中间型,没有任何变异

  C. 两个中间型个体杂交,F_1 代大多为中间型,少数为极端型

  D. 在随机杂交的群体中,多数个体为中间型,少数为极端型

3. 不能作为估计多基因病复发风险依据的是 （　）

  A. 亲属级别   B. 患者性别

  C. 患者数量   D. 患者职业

4. 下列何者不属于多基因遗传病 （　）

  A. 先天性聋哑   B. 唇裂

  C. 精神分裂症   D. 哮喘

5. 下列不属于多基因遗传的是 （　）

  A. 身高   B. 体重

  C. 肤色   D. 红绿色盲

6. 对多基因遗传病而言,哪一项是错误的 （　）

  A. 由多对致病基因基因共同作用

  B. 有环境因素的影响

  C. 是常见病、多发病

  D. 是罕见的

7. 对多基因遗传病,后代发病风险的估计与下列哪个因素无关？（　）

  A. 群体发病率   B. 孕妇年龄

  C. 家庭患病人数   D. 病情严重程度

  E. 遗传率

8. 先天性巨结肠是一种多基因病,女性发病率是男性的 4 倍,两个家庭中,一个家庭生了一个女患,一个家庭生了一个男患,这两个家庭再生育时,哪一种家庭的复发风险更高？ （　）

  A. 生男患的   B. 生女患的

  C. 无法预计   D. 两个家庭都高

9. 环境因素诱导发病的单基因病为 （　）

  A. Huntington 舞蹈病   B. 蚕豆病

C. 白化病   D. 血友病 A

    E. 镰状细胞贫血

  10. 精神分裂症是多基因遗传病（MF），群体发病率是 0.001 6，遗传率为 80％，计算患者一级亲属的复发风险是   （   ）

    A. 0.04   B. 0.016   C. 0.004   D. 0.01

    E. 0.001

  11. 先天性幽门狭窄是一种多基因病（MF），群体中男性发病率是 0.005，女性发病率是 0.001，下列哪种情况的子女复发风险高？   （   ）

    A. 男患的儿子   B. 男患的女儿

    C. 女患的儿子   D. 女患的女儿

    E. 女患的儿子及女儿

  12. 在多基因遗传病中，易患性的高低受遗传基础和环境因素的双重影响，遗传基础所起作用的大小称为   （   ）

    A. 易感性   B. 遗传度

    C. 外显率   D. 表现度

    E. 易患性

  13. 多基因病中，随着亲属级别降低，患者亲属的发病风险将   （   ）

    A. 不变   B. 增高

    C. 降低   D. 迅速增高

    E. 迅速降低

  14. 多基因病中，患者一级亲属发病率近似于群体发病率的平方根时，群体发病率和遗传率多为   （   ）

    A. 0.1％—1％，70％—80％

    B. 0.1％—1％，40％—50％

    C. 1％—10％，70％—80％

    D. 1％—10％，40％—50％

    E. ＜1％，＜40％

  15. 关于多基因遗传的特点，下列哪种说法不正确？   （   ）

    A. 两个极端变异的个体杂交后，子一代都是中间类型

    B. 两个中间类型的子一代杂交后，子二代大部分亦是中间类型

    C. 在一个随机杂交的群体中，变异范围广泛

    D. 是环境因素和遗传基础共同作用的结果

    E. 随机杂交的群体中，不会产生极端个体

16. 当一种多基因遗传病的群体发病率有性别差异时,群体发病率高的性别其易患性阈值 　　　　　　　　　　　　　　　　　（　　）

    A. 极高　　　　　　　　　　B. 低

    C. 高　　　　　　　　　　　D. 极低

    E. 不变

17. 多基因遗传病中,一定的环境条件下能代表患病所必需的、最低的易患基因数量称为 　　　　　　　　　　　　　　　　（　　）

    A. 发病率　　　　　　　　　B. 易感性

    C. 易患性　　　　　　　　　D. 阈值

    E. 限定值

18. 多基因遗传病中随着亲属级别降低,发病风险 　　　　　（　　）

    A. 亲属级别每降一级,发病风险降 1/2

    B. 不变

    C. 增高

    D. 显著降低

    E. 稍有降低

19. 多基因遗传病中,如果患者的病情严重,那么该家庭的复发风险 　　　　　　　　　　　　　　　　　　　　　　　　　（　　）

    A. 低　　　　　　　　　　　B. 无变化

    C. 增高　　　　　　　　　　D. 非常低

    E. 非常高

20. 先天性巨结肠是一种多基因病,女性发病率是男性的 4 倍,两个家庭中,一个家庭生了一个女患,一个家庭生了一个男患,这两个家庭再生育时,哪一种家庭的复发风险更高? 　　　　　　　　　　　　　（　　）

    A. 生男患的　　　　　　　　B. 生女患的

    C. 无法预计　　　　　　　　D. 两个家庭都高

    E. 两个家庭都不高

二、多选题:

1. 数量性状遗传的特征是 　　　　　　　　　　　　　　（　　）

    A. 由环境因素决定

    B. 由主基因决定

    C. 有 2 对或 2 对以上微效基因决定

    D. 群体变异曲线呈单峰

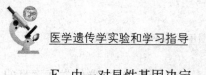

E. 由一对显性基因决定

2. 多基因遗传的微效基因所具备的特点是 （　　）

A. 显性 　　　　　　　　　　B. 共显性

C. 作用是微小的 　　　　　　D. 有累加作用

E. 每对基因作用程度并不均衡

3. 多基因遗传与单基因遗传区别在于 （　　）

A. 遗传基础是主基因

B. 遗传基础是微效基因

C. 患者一级亲属再发风险相同

D. 群体变异曲线呈双峰或三峰

E. 多基因性状形成都是环境因子与微效基因共同作用

4. 多基因遗传特点是 （　　）

A. 两个极端个体的子代为中间型

B. 中间型个体的子代为中间型,存在小的变异

C. 中间型个体的子代多为中间型,并有较广的变异

D. 在随机婚配的群体中,多数个体为中间型,少数为极端型

E. 受环境的影响

5. 属于多基因遗传病的疾病有 （　　）

A. 进行性肌营养不良

B. 脊柱裂

C. 糖尿病

D. 先天幽门狭窄症

E. 地中海贫血

6. 在多基因病发病风险的估计中应考虑的因素有 （　　）

A. 群体发病率

B. 家庭中患病人数

C. 患者的病情程度

D. 外显率

E. 患病率是否有性别差异

三、填空题：

1. 多基因遗传病中＿＿＿＿和＿＿＿＿共同作用,决定了一个个体是否易于患病这称为＿＿＿＿。

2. 遗传因素在多基因病的发生过程中起的作用大小称为＿＿＿＿。

3. 控制数量性状的多基因特点：_____、_____、_____。

四、名词解释：

1. 多基因病（Polygenic disorders） 2. 数量性状（quantitative character） 3. 质量性状（qualitative character） 4. 易患性（liability） 5. 阈值（threshold） 6. 遗传度（heritability） 7. 多基因遗传（polygenic inheritance）

五、简答题

1. 多基因遗传及多基因遗传病各有何特点？
2. 如何估计多基因遗传病患者一级亲属的发病风险？
3. 简述多基因遗传假说的要点。

第六章　群体遗传

一、教学大纲要求

1. 掌握群体、亲缘系数、近婚系数、适合度及遗传负荷等基本概念。
2. 掌握 Hardy-Weinberg 平衡律及其应用。
3. 掌握基因频率与基因型频率的换算。
4. 掌握亲缘系数和近婚系数的计算。
5. 熟悉影响遗传平衡的因素及近亲婚配的危害。
6. 了解群体中的平衡多态现象。

二、习题

一、单选题

1. 基因库的正确概念应该是　　　　　　　　　　　　　　　（　　）
   A. 一个个体的全部基因　　　　B. 所有生物的全部基因
   C. 同种生物的全部基因　　　　D. 一个细胞的全部基因

2. 在 1 000 人组成的群体中,M 型血有 360 人,N 型血有 160 人,MN 型血有 480 人,该群体是　　　　　　　　　　　　　　　　　　（　　）
   A. 非遗传平衡群体　　　　　　B. 遗传平衡群体
   C. 随机交配群体　　　　　　　D. 经 X^2 检验后才能确定

3. 遗传平衡定律适合于　　　　　　　　　　　　　　　　　（　　）
   A. 常染色体上的一对等位基因
   B. 常染色体上的一对复等位基因
   C. X—连锁基因
   D. A 项＋B 项＋C 项

4. 不影响遗传平衡的因素是　　　　　　　　　　　　　　　（　　）
   A. 群体大小　　　　　　　　　B. 群体中个体的寿命
   C. 个体大规模迁移　　　　　　D. 群体中选择性交配

5. 某一个群体中,BB 型为 64％ Bb 为 32％ bb 为 4％,B 基因频率为
   　　　　　　　　　　　　　　　　　　　　　　　　　　（　　）
   A. 0.16　　　B. 0.6　　　C. 0.8　　　D. 0.36

6. 先天性聋哑(AR)的群体发病率为 0.000 4。该群体中携带者的频率是　　　　　　　　　　　　　　　　　　　　　　　　　　　（　　）

A. 0.01　　　B. 0.02　　　C. 0.0002　　　D. 0.04

7. 下列哪项不会改变群体的基因频率　　　　　　　　　　（　　）

    A. 群体很小　　　　　　　　B. 群体内随机交配

    C. 选择放松　　　　　　　　D. 选择系数增加

8. 最终决定一个个体适合度的是　　　　　　　　　　　　（　　）

    A. 健康状况　　　　　　　　B. 寿命长短

    C. 生殖能力　　　　　　　　D. 生存能力

9. 随着医疗技术的提高，某些遗传病患者经治疗后能正常生活并生育后
代，若干年后，这些疾病将如何变化　　　　　　　　　　（　　）

    A. 无变化　　　　　　　　　B. 发病率降低

    C. 发病率升高　　　　　　　D. 突变率升高

10. 表示遗传负荷的是　　　　　　　　　　　　　　　　　（　　）

    A. 群体中有害基因的多少

    B. 群体中有害基因的总数

    C. 群体中有害基因的平均频率

    D. 群体中每个个体携带有害基因的平均数目

11. 一个孟德尔群体内的全部基因称为　　　　　　　　　　（　　）

    A. 基因库　　　　　　　　　B. 基因频率

    C. 基因型频率　　　　　　　D. 近婚系数

12. 一个人与他的弟弟，属何种亲属关系　　　　　　　　　（　　）

    A. 一级亲属　　　　　　　　B. 二级亲属

    C. 三级亲属　　　　　　　　D. 四级亲属

13. 一个男青年与他的姨表妹，属何种亲属关系　　　　　　（　　）

    A. 一级亲属　　　　　　　　B. 二级亲属

    C. 三级亲属　　　　　　　　D. 四级亲属

14. 一个女青年与她的姨表兄之间，基因相同的系数为　　　（　　）

    A. 1/2　　　B. 1/4　　　C. 1/8　　　D. 1/16

15. 每个人与自己的父母属何种亲属关系　　　　　　　　　（　　）

    A. 一级亲属　　　　　　　　B. 二级亲属

    C. 三级亲属　　　　　　　　D. 四级亲属

二、多选题

1. 破坏遗传平衡的因素有　　　　　　　　　　　　　　　（　　）

    A. 突变　　　　　　　　　　B. 迁移

C. 随机婚配　　　　　　　　D. 选择

E. 不同种族通婚

三、填空题

1. 近亲婚配可以使隐性遗传病发病率_____。

2. 在 10 000 人组成的群体中，M 型血有 3 600 人，N 型血有 1 600 人，MN 型血有 4 800 人，该群体是_____。

3. 先天性聋哑（AR）的群体发病率为 4/10 000，该群体中携带者的频率是_____。

4. 最终决定一个个体适合度的是_____。

5. 选择放松使显性致病基因频率增加_____，隐性致病基因频率增加_____。

6. 遗传漂变指的是基因频率在_____中的随机增减。

7. 通常表示遗传负荷的方式是群体中每个个体携带的_____的平均数目。

8. 群体内随机婚配不会改变群体_____。

四、名词解释

1. 亲缘系数（relationship coefficient）　2. 近婚系数（coefficient of inbreeding，F）　3. 适合度（fitness，f）　4. 选择系数（selection coefficient，S）　5. 遗传负荷（genetic load）　6. 突变负荷（mutation load）

五、问答题

1. 现有 20 万人组成的一个群体，其中 20 人患苯丙酮尿症，该群体中，苯丙酮尿症的致病基因频率是多少？已知苯丙酮尿症的适合度为 0.2，请问该群体中苯丙酮尿症基因的突变率是多少？

2. 今有一男子，外祖母是一白化病患者，他和姨表妹婚后试计算生出白化病患儿的风险有多大？

3. 某地调查 11 万人，其中尿黑酸尿病患者 11 人。该地的一正常男子与其舅表妹结婚，利用近婚系数计算其子女患该病的风险为多少？ 生有一个正常女儿和一个正常儿子后，该男子和舅表妹离婚后与无血缘关系的女子结婚，子女发病风险是多少？ 以上近亲结婚子女发病风险比随机结婚子女发病风险增加了多少倍？

4. 某市调查发现，所生的 94 705 个孩子中，软骨发育不全患者为 10 名，问该病发病率为多少？ 又知该病的选择系数为 0.80，问该病的致病基因突变率为多少？

5. 白化病基因的频率为 0.01,如果选择压力增加,使所有白化病患者均不能生育,需经过多少代才能使其基因频率降低为 0.005?

6. 假设苯丙酮尿症基因频率为 0.01,突变率为 50×10^{-6}/代,$f=0$,患者不能生育。现通过饮食治疗,治愈者的生育率与正常人一样,$f=1$. 这样,要经过多少代致病基因频率增高一倍?

第七章　分子病与先天性代谢缺陷

一、教学大纲要求

1. 掌握分子病和先天性代谢缺陷病的概念。
2. 掌握主要的分子病的分子机制。
3. 掌握先天性代谢缺陷病的特征。
4. 熟悉先天性代谢缺陷病的分子机制。
5. 了解主要的分子病和先天性代谢缺陷病的临床症状。

二、习题

一、单选题

1. 白化病属于　　　　　　　　　　　　　　　　　　　　　　　（　　）
   A. AR　　　　　B. AD　　　　　C. XR　　　　　D. XD
   E. Y 连锁遗传病

2. 苯丙酮尿症属于　　　　　　　　　　　　　　　　　　　　　　（　　）
   A. AR　　　　　B. AD　　　　　C. XR　　　　　D. XD
   E. Y 连锁遗传病

3. 血友病 C 的遗传方式是　　　　　　　　　　　　　　　　　　（　　）
   A. AR　　　　　B. AD　　　　　C. XR　　　　　D. XD
   E. Y 连锁遗传病

4. 镰状细胞贫血的突变方式是　　　　　　　　　　　　　　　　（　　）
   A. GAG→GGG　　　　　　　　B. GAG→GCG
   C. GAG→GTG　　　　　　　　D. GAG→GAT
   E. GAG→TAG

5. 血红蛋白 Bart's 胎儿水肿征的基因型为　　　　　　　　　　（　　）
   A. － ＋／－ －　　　　　　　　B. － －／α －

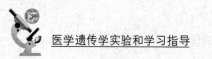

    C. − −/αα 或 − α/− α   D. − α/αα

    E. αα/αα

6. HbH 病的基因型为   （   ）

    A. − −/− −   B. − −/α −

    C. − −/αα 或 − α/− α   D. − α/αα

    E. αα/αα

7. 标准型 α 地中海贫血的基因型是   （   ）

    A. − −/− −   B. − −/α −

    C. − −/αα 或 − α/− α   D. − α/αα

    E. αα/αα

8. 静止型 α 地中海贫血的基因型是   （   ）

    A. − −/− −   B. − −/α −

    C. − −/αα 或 − α/− α   D. − α/αα

    E. αα/αα

9. 引起镰状细胞贫血的 β 珠蛋白基因突变的方式是   （   ）

    A. 移码突变   B. 错义突变

    C. 无义突变   D. 终止密码突变

    E. 同义突变

10. 白化病发病机制是缺乏   （   ）

    A. 苯丙氨酸羟化酶   B. 酪氨酸酶

    C. 溶酶体酶   D. 黑尿酸氧化酶

    E. 半乳糖激酶

11. 属于珠蛋白生成障碍性贫血的疾病为   （   ）

    A. 镰状细胞贫血   B. Hb Lepore

    C. 血友病 A   D. 家族性高胆固醇血症

    E. β 地中海贫血

12. 属于受体病的分子病为   （   ）

    A. 镰状细胞贫血   B. Hb Lepore

    C. 血友病 A   D. 家族性高胆固醇血症

    E. β 地中海贫血

13. 属于凝血障碍的分子病为   （   ）

    A. 镰状细胞贫血   B. Hb Lepore

    C. 血友病 A   D. 家族性高胆固醇血症

E. β 地中海贫血

14. 苯丙酮尿症患者缺乏 　　　　　　　　　　　　　　　（　　）

　　A. 苯丙氨酸羟化酶　　　　　　　B. 酪氨酸酶

　　C. 溶酶体酶　　　　　　　　　　D. 黑尿酸氧化酶

　　E. 半乳糖激酶

15. 血友病 A 缺乏的凝血因子是 　　　　　　　　　　　（　　）

　　A. Ⅷ　　　　　B. Ⅸ　　　　　C. Ⅺ　　　　D. VWF

　　E. Ⅹ

16. 血友病 B 缺乏的凝血因子是 　　　　　　　　　　　（　　）

　　A. Ⅷ　　　　　B. Ⅸ　　　　　C. Ⅺ　　　　D. VWF

　　E. Ⅹ

17. 血友病 C 缺乏的凝血因子是 　　　　　　　　　　　（　　）

　　A. Ⅷ　　　　　B. Ⅸ　　　　　C. Ⅺ　　　　D. VWF

　　E. Ⅹ

18. 正常人与重型 β 地中海贫血患者结婚,其子女患轻型 β 地中海贫血的可能性为 　　　　　　　　　　　　　　　　　　（　　）

　　A. 0　　　　　B. 1/8　　　　C. 1/4　　　　D. 1/2

　　E. 1

19. 属于转运蛋白缺陷的分子病是 　　　　　　　　　　（　　）

　　A. 镰状细胞贫血　　　　　　　B. Hb Lepore

　　C. 血友病 A　　　　　　　　　D. 家族性高胆固醇血症

　　E. 囊性纤维性变

20. 属于结构蛋白缺陷的分子病是 　　　　　　　　　　（　　）

　　A. 镰状细胞贫血　　　　　　　B. Hb Lepore

　　C. 血友病 A　　　　　　　　　D. 家族性高胆固醇血症

　　E. β 地中海贫血

二、多选题

1. 成年血红蛋白的分子组成有 　　　　　　　　　　　（　　）

　　A. $\alpha_2\gamma_2$　　　　B. $\alpha_2\varepsilon_2$　　　　C. $\alpha_2\delta_2$　　　　D. $\zeta_2\varepsilon_2$

　　E. $\alpha_2\beta_2$

2. 属于胚胎血红蛋白的分子组成有 　　　　　　　　　（　　）

　　A. $\zeta_2\gamma_2$　　　　B. $\alpha_2\varepsilon_2$　　　　C. $\alpha_2\delta_2$　　　　D. $\zeta_2\varepsilon_2$

　　E. $\alpha_2\beta_2$

3. 属于胎儿血红蛋白的分子组成有　　　　　　　　　　（　　）

　　A. $\alpha_2\epsilon_2$　　　　　　B. $\alpha_2\gamma_2$　　　　　　C. $\alpha_2\delta_2$　　　　　　D. $\zeta_2\epsilon_2$

　　E. $\alpha_2\beta_2$

4. 膜转运载体蛋白病有　　　　　　　　　　　　　　　　（　　）

　　A. 半乳糖血症　　　　　　　　　B. 血友病 A

　　C. 肝豆状核变性　　　　　　　　D. α 胱氨酸尿症

　　E. 苯丙酮尿症

5. 血红蛋白病产生的突变方式包括　　　　　　　　　　　（　　）

　　A. 移码突变　　　　　　　　　　B. 密码子插入

　　C. 密码子缺失　　　　　　　　　D. 基因重排

　　E. 碱基替换

6. α 地中海贫血产生的突变类型有　　　　　　　　　　　（　　）

　　A. 基因重排　　　　　　　　　　B. 缺失

　　C. 碱基替换　　　　　　　　　　D. 移码突变

　　E. 密码子插入或缺失

7. β 地中海贫血产生的突变类型有　　　　　　　　　　　（　　）

　　A. 移码突变　　　　　　　　　　B. 密码子插入

　　C. 密码子缺失　　　　　　　　　D. 基因重排

　　E. 碱基替换

8. 属于分子病的疾病是　　　　　　　　　　　　　　　　（　　）

　　A. 血友病　　　　　　　　　　　B. 受体病

　　C. 结构蛋白缺陷病　　　　　　　D. 糖原贮积症

　　E. 血红蛋白病

9. 引起红细胞膜破坏的分子病有　　　　　　　　　　　　（　　）

　　A. 高铁血红蛋白血症　　　　　　B. 血友病 A

　　C. 镰状细胞贫血　　　　　　　　D. α 地中海贫血

　　E. β 地中海贫血

10. 与氨基酸代谢异常有关的先天性代谢病有　　　　　　（　　）

　　A. 胱氨酸尿症　　　　　　　　　B. 白化病

　　C. 黑尿症　　　　　　　　　　　D. 自毁容貌综合征

　　E. 苯丙酮尿症

三、名词解释

1. 分子病（molecular disease）　2. 先天性代谢缺陷病（inborn errors of

metabolism)　3.融合基因(fusion gene)　4.地中海贫血(thalassemia)
5.血红蛋白病(hemoglobinopathy)

四、问答题

1. 简述血红蛋白病概念,可分为几类?
2. 血红蛋白病发病的分子机理有哪些?
3. 先天代谢病引起疾病的途径有哪些? 举例说明。
4. 常见的几种分子病与先天性代谢病有哪些?
5. 分子病的发病机理是什么? 请举例说明。
6. 简述苯丙酮尿症(PKU)发病的分子机制及主要临床表现。

第八章　线粒体遗传及疾病

一、教学大纲要求

1. 掌握线粒体遗传、线粒体疾病、异质性、阈值效应等基本概念。
2. 掌握线粒体 DNA 的结构与遗传特点。
3. 熟悉线粒体基因组与核基因组的关系。
4. 了解线粒体 DNA 的复制、转录特点。

二、习题

一、单选题

1. 下面关于线粒体的正确描述是　　　　　　　　　　(　　)
   A. 含有遗传信息和转译系统
   B. 线粒体基因突变与人类疾病基本无关
   C. 是一种完全独立自主的细胞器
   D. 只有极少量 DNA,作用很少
   E. 线粒体中所需蛋白质均来自细胞质
2. 关于线粒体遗传的叙述,不正确的是　　　　　　　　(　　)
   A. 线粒体遗传同样是由 DNA 控制的遗传
   B. 线粒体遗传的子代性状受母亲影响
   C. 线粒体遗传是细胞质遗传
   D. 线粒体遗传同样遵循基因的分离规律
   E. 线粒体遗传的表现度与突变型 mtDNA 的数量有关。

3. 以下符合 mtDNA 结构特点的是 （　　）

    A. 全长 61 569 bp   B. 与组蛋白结合

    C. 呈闭环双链状   D. 重链(H 链)富含胞嘌呤

    E. 轻链(L 链)富含鸟嘧啶

4. 人类 mtDNA 的结构特点是 （　　）

    A. 全长 16.6 kb,不与组蛋白结合,为裸露闭环单链

    B. 全长 61.6 kb,不与组蛋白结合,分为重链和轻链

    C. 全长 16.6 kb,与组蛋白结合,为闭环双链

    D. 全长 61.6 kb,不与组蛋白结合,为裸露闭环单链

    E. 全长 16.6 kb,不与组蛋白结合,为裸露闭环双链

5. mtDNA 编码线粒体中的 （　　）

    A. 部分蛋白质和全部的 tRNA、rRNA

    B. 部分蛋白质和部分 tRNA、rRNA

    C. 全部蛋白质和部分 tRNA、rRNA

    D. 全部蛋白质、tRNA、rRNA

    E. 部分蛋白质、tRNA 和全部 rRNA

6. 线粒体遗传不具有的特征为 （　　）

    A. 异质性   B. 母系遗传

    C. 阈值效应   D. 交叉遗传

    E. 高突变率

7. 下面关于线粒体遗传系统的错误描述是 （　　）

    A. 可编码线粒体中全部的 tRNA、rRNA

    B. 能够独立复制、转录,不受 nDNA 的制约

    C. 在细胞中有多个拷贝

    D. 进化率极高,多态现象普遍

    E. 所含信息量小

8. mtDNA 的 D 环区不含有 （　　）

    A. H 链复制的起始点

    B. L 链复制的起始点

    C. 保守序列

    D. H 链转录的启动子

    E. L 链转录的启动子

9. 关于线粒体异质性的不正确描述是 （　　）

A. 可分为序列异质性和长度异质性

B. 同一细胞甚至同一线粒体内有不同的 mtDNA 拷贝

C. 同一个体在不同的发育时期产生不同的 mtDNA

D. 不同组织中异质性水平的比率和发生率各不相同

E. mtDNA 的异质性仅表现在编码区

10. mtDNA 高突变率的原因不包括　　　　　　　　　　　　　　　　（　　）

A. 缺乏有效的修复能力　　　　B. 基因排列紧凑

C. 易受氧化损伤　　　　　　　D. 缺乏组蛋白保护

E. 复制频率过低

11. 下列不是线粒体 DNA 的遗传学特征的是　　　　　　　　　　　（　　）

A. 半自主性　　　　　　　　　B. 符合孟德尔遗传规律

C. 复制分离　　　　　　　　　D. 阈值效应

E. 突变率高于核 DNA

12. "阈值效应"中的阈值　　　　　　　　　　　　　　　　　　　　（　　）

A. 指细胞内突变型和野生型 mtDNA 的相对比例

B. 易受突变类型的影响

C. 个体差异不大

D. 无组织差异性

E. 与细胞老化程度无关

二、多选题

1. 下面关于线粒体遗传系统的正确描述是　　　　　　　　　　　　（　　）

A. 可编码线粒体中全部的 tRNA、rRNA

B. 能够独立复制、转录，不受 nDNA 的制约

C. 在细胞中有多个拷贝

D. 进化率极高，多态现象普遍

E. 所含信息量小

2. mtDNA 的 D 环区含有　　　　　　　　　　　　　　　　　　　（　　）

A. H 链复制的起始点　　　　　B. L 链复制的起始点

C. H 链转录的启动子　　　　　D. L 链转录的启动子

E. 终止子

3. mtDNA 的转录特点是　　　　　　　　　　　　　　　　　　　（　　）

A. 两条链均有编码功能

B. 两条链的初级转录产物都很大

C. 两条链都从 D-环区开始复制和转录

D. tRNA 兼用性较强

E. 遗传密码与 nDNA 相同

4. 影响阈值的因素包括 （　　）

A. 组织器官对能量的依赖程度

B. mtDNA 的突变类型

C. 组织的功能状态

D. 组织细胞的老化程度

E. 个体的发育阶段

5. mtDNA 高突变率的原因是 （　　）

A. 缺乏有效的修复能力　　　　B. 基因排列紧凑

C. 易发生断裂　　　　　　　　D. 缺乏非组蛋白保护

E. 复制频率过低

三、名词解释

1. 母系遗传（maternal inheritance）　2. Leber 遗传性视神经病（Leber hereditary optic neuropathy，LHON）　3. 异质性（heteroplasmy）　4. 同质性（homoplasmy）　5. 线粒体病（mitochondrial disease）　6. 阈值效应（threshold effect）　7. D 环区（displacement loop region，D-loop）　8. 线粒体 DNA 半自主性［semiautomonous mtDNA（Mitochondrial DNA）］

四、问答题

1. 说明线粒体的遗传特征。

2. mtDNA 非编码区有何功能？

第九章　染色体生物学

一、教学大纲要求

1. 掌握人类染色体的结构形态、类型和数目。

2. 掌握人类非显带核型和 G 显带核型分析及描述方法。

3. 掌握染色体多态性概念及其在医学研究中的应用。

4. 熟悉细胞分裂过程中染色体的传递。

5. 熟悉性染色质和莱昂假说。

6. 了解人类细胞遗传学研究方法和进展。

二、习题

一、单选题

1. 真核细胞中染色体的主要组成成分为　　　　　　　　　　　（　　）
   A. RNA 和非组蛋白　　　　　　　B. DNA 和组蛋白
   C. DNA 和 RNA　　　　　　　　　D. 组蛋白和非组蛋白

2. 异染色质是间期细胞核中　　　　　　　　　　　　　　　　（　　）
   A. 螺旋化程度高,有转录活性的染色质
   B. 螺旋化程度低,有转录活性的染色质
   C. 螺旋化程度高,无转录活性的染色质
   D. 螺旋化程度低,无转录活性的染色质

3. 染色质和染色体的关系,下列哪项是正确的描述?　　　　　　（　　）
   A. 两者的组成、结构和功能状态均相同
   B. 两者的组成、结构和功能状态均不同
   C. 两者的组成相同,结构和功能状态不同
   D. 两者的组成不同,结构和功能状态相同

4. 正常女性体细胞中可检测到的 X 染色质数目为　　　　　　　（　　）
   A. 1　　　　　B. 2　　　　　C. 3　　　　　D. 1 或 2

5. 核型为 47,XXX 的细胞中可见到＿＿＿＿＿个 X 染色质。　（　　）
   A. 0　　　　　B. 1　　　　　C. 2　　　　　D. 3

6. X 染色体的失活发生在　　　　　　　　　　　　　　　　　（　　）
   A. 有丝分裂中期　　　　　　　　B. 有丝分裂后期
   C. 胚胎发育早期　　　　　　　　D. 胚胎发育后期

7. 仅在某些细胞类型或特殊的发育阶段呈现凝缩状态的染色质称为

   　　　　　　　　　　　　　　　　　　　　　　　　　　　（　　）
   A. 结构异染色质　　　　　　　　B. 兼性异染色质
   C. 常染色质　　　　　　　　　　D. X 染色质

8. X 失活假说首先是由＿＿＿＿＿提出的。　　　　　　　　　（　　）
   A. Mendel　　　　　　　　　　　B. Morgen
   C. Lyon　　　　　　　　　　　　 D. Garrod

9. 核小体串珠状结构的珠状核心蛋白质是　　　　　　　　　　（　　）
   A. H_2A、H_2B、H_3、H_4 各 1 分子
   B. H_2A、H_2B、H_3、H_4 各 2 分子

C. H_1 组蛋白

    D. H_2A、H_2B、H_3、H_4 各 4 分子

10. 根据染色质的四级组装模型假说,染色质的二级结构为 （　　）

    A. 核小体　　　　　　　　B. 超螺线管

    C. 螺线管　　　　　　　　D. 染色单体

11. 制备染色体标本通常要获得处于分裂_____的细胞 （　　）

    A. 间期　　　B. 前期　　　C. 中期　　　D. 后期

12. 核型为 48,XXXY 的个体,其细胞内 X、Y 染色质的数目是 （　　）

    A. X 染色质 2 个,Y 染色质 1 个

    B. X 染色质 3 个,Y 染色质 1 个

    C. X 染色质 2 个,Y 染色质 0 个

    D. X 染色质 1 个,Y 染色质 1 个

13. 人类生殖细胞的染色体数目为 （　　）

    A. 23　　　　B. 46　　　　C. 24　　　　D. 48

14. 下列关于同源染色体概念的叙述中,不正确的是 （　　）

    A. 一条染色体经复制而形成的两条染色体

    B. 一条来自父方、一条来自母方的两条染色体

    C. 在减数分裂过程中能联会的两条染色体

    D. 形状和大小一般都相同的两条染色体

15. 人类精子中含有的性染色体应为 （　　）

    A. X 染色体　　　　　　　B. Y 染色体

    C. X 或 Y 染色体　　　　　D. X 和 Y 染色体

16. 下列染色体中,具有随体的是 （　　）

    A. C 组　　　　　　　　　B. D 组

    C. E 组　　　　　　　　　D. D 组和 G 组

17. 染色体制备过程中须加入下列哪种物质以获得大量分裂相 （　　）

    A. BrdU　　　　　　　　　B. 秋水仙素

    C. 吖啶橙　　　　　　　　D. 吉姆萨

18. 根据丹佛体制,人类染色体分为 （　　）

    A. 4 组　　　　　　　　　B. 5 组

    C. 6 组　　　　　　　　　D. 7 组

19. 根据丹佛体制,人类 Y 染色体属于 （　　）

    A. C 组　　　　　　　　　B. B 组

C. G 组　　　　　　　　　　　　D. F 组

20. 在人类染色体显带技术中,最简便且常用的是　　　　　　　（　　）

A. G 显带　　　　　　　　　　　B. Q 显带

C. R 显带　　　　　　　　　　　D. C 显带

二、多选题

1. 染色体 C 显带可使染色体以下哪几个部位深染　　　　　　　（　　）

A. 着丝粒区　　　　　　　　　　B. 次缢痕区

C. Y 染色体长臂远端　　　　　　D. 长臂

E. 短臂

2. 染色体多态性部位常见于　　　　　　　　　　　　　　　　　（　　）

A. 随体及随体柄部次缢痕区

B. 1、9 和 16 号染色体的次缢痕区

C. X 染色体长臂

D. Y 染色体长臂远端

E. 常染色体的着丝粒区

3. 下列哪些染色体为近端着丝粒染色体　　　　　　　　　　　　（　　）

A. Y 染色体　　　　　　　　　　B. 第 6—12 号染色体

C. 第 13—15 号染色体　　　　　　D. 第 16—18 号染色体

E. 第 21—22 号染色体

4. 人类正常染色体的类型包括　　　　　　　　　　　　　　　　（　　）

A. 中央着丝粒染色体　　　　　　B. 近端着丝粒染色体

C. 端着丝粒染色体　　　　　　　D. 亚中央着丝粒染色体

E. 双着丝粒染色体

5. Lyon 假说的内容包括以下哪些　　　　　　　　　　　　　　（　　）

A. 正常女性的两条 X 染色体中,只有一条具有转录活性,另一条在遗
传上失活

B. 哪一条 X 染色体失活是随机的

C. 女性胚胎发育早期一条 X 染色体发生失活

D. 男性胚胎发育早期,X 染色体发生失活

E. 在一个细胞中失活的那条染色体,由该细胞增殖而来的细胞都是
这条 X 染色体失活

6. 关于人类 X 染色体正确的说法是　　　　　　　　　　　　　（　　）

A. X 染色体属于 C 组染色体

B. X 染色体是亚中着丝粒染色体

C. X 染色体从形态上大于 Y 染色体

D. 正常女性的两条 X 染色体中有一条在胚胎发育早期可发生随机失活

E. 在性别决定上 X 染色体比 Y 染色体重要

7. 可以用做染色体检查的材料有 　　　　　　　　　　　　　（　　）

A. 外周血 　　　　　　　　　B. 活检组织

C. 羊水 　　　　　　　　　　D. 血清

E. 腹水

三、名词解释

1. 染色体组（Chromosome set）　2. 二倍体（diploid）　3. 常染色质（euchromatin）　4. X 染色质（X-chromatin）　5. 同源染色体（homologous chromosomes）　6. 核型（Karyotype）　7. 核型分析（Karyotype analysis）8. G 显带（G band）　9. 基因组（genome）　10. 核小体（nucleosome）

四、填空题

1. 用热、碱、胰酶等处理染色体标本，然后用 Giemsa 染色所形成的染色体带纹，我们称为_____带。

2. 人类正常生殖细胞中的性染色体有_____条。

3. 染色体的三级结构是_____。

4. 在真核生物中，一个正常生殖细胞（配子）中所含的全套染色体称为一个_____，其上所包含的全部基因称为一个_____。

5. 人类近端着丝粒染色体的短臂末端有一球状结构，称_____，其柄部的缩窄处称为_____，该区域与核仁的形成有关，称为_____。

6. 具有一个染色体组的细胞称为_____，以_____表示；具有两个染色体组的细胞称为_____，以_____表示。

7. G 带与 Q 带相对应，Q 显带中的亮带在 G 带中为_____带，而在 Q 显带中暗带的相应部位则为 G 带中的_____带。

8. 观察、分析染色体的最好时期是_____。

9. 人类染色体的多态性集中表现在_____区，它是按照_____方式遗传的。

10. 根据染色体着丝粒的位置，可将人类染色体分为_____、_____和_____ 3 类。

11. 正常女性核型为_____，正常男性核型为_____。

12. 1p31.1 代表_____。

13. X 染色体属于_____组染色体,Y 染色体属于_____组染色体,Y 染色体_____随体。

14. 有随体的染色体包括_____组和_____组的染色体。

15. 每一条分裂中期的人类染色体由两条_____组成,借助于着丝粒相互连接,彼此互称为_____。

五、问答题

1. 简述莱昂假说的主要内容。

2. 简述染色质的四级组装模型的主要内容。

3. 常染色质和异染色质在结构和功能上有何不同?

4. 什么是显带染色体? 常用的染色体显带技术有哪些?

第十章　染色体畸变

一、教学大纲要求

1. 掌握染色体畸变的概念、类型和形成机理。

2. 掌握异常核型的描述方法。

3. 了解染色体畸变的研究方法。

二、习题

一、单选题

1. 四射体的产生是因为染色体发生了　　　　　　　　　　(　　)

   A. 缺失　　　　　　　　　　B. 易位

   C. 重复　　　　　　　　　　D. 不等交换

2. 三倍体的形成原因可能是　　　　　　　　　　　　　　(　　)

   A. 核内复制　　　　　　　　B. 核内有丝分裂

   C. 不等交换　　　　　　　　D. 双雄受精

3. 如果在某体细胞中染色体的数目在二倍体的基础上增加一条可形成

   　　　　　　　　　　　　　　　　　　　　　　　　(　　)

   A. 单倍体　　　　　　　　　B. 三倍体

   C. 三体型　　　　　　　　　D. 单体型

4. 一个个体中含有不同染色体数目的三个细胞系,这种情况称为(　　)

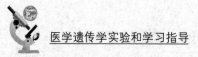

A. 非整倍体   B. 嵌合体

C. 三倍体   D. 多倍体

5. 嵌合体形成的原因可能是 （　　）

A. 卵裂过程中发生了染色体丢失

B. 卵裂过程中发生了同源染色体的错误配对

C. 生殖细胞形成过程中发生了染色体的不分离

D. 生殖细胞形成过程中发生了染色体的丢失

6. 近端着丝粒染色体之间通过着丝粒融合而形成的易位称为 （　　）

A. 相互易位   B. 罗伯逊易位

C. 插入易位   D. 单向易位

7. 染色体非整倍性改变的机理可能是 （　　）

A. 染色体断裂   B. 染色体不分离

C. 姐妹染色单体交换   D. 染色体核内复制

8. 某种人类肿瘤细胞染色体数为 50 条,称为 （　　）

A. 二倍体   B. 假二倍体

C. 亚二倍体   D. 超二倍体

9. 若个体的核型为 46,XX,dup(3)(q12q21) 则表明在其体内的染色体发生了 （　　）

A. 缺失   B. 重复

C. 易位   D. 倒位

10. 一条染色体断裂后,断片未能与断端重接,结果造成 （　　）

A. 缺失   B. 重复

C. 易位   D. 倒位

11. 若某人核型为 46,XX,t(4;5)(q32;p12) 则表明在其体内的染色体发生了 （　　）

A. 缺失   B. 重复

C. 易位   D. 倒位

12. 一条染色体发生两次断裂后断片颠倒 $180°$ 后重接,结果造成 （　　）

A. 缺失   B. 重复

C. 易位   D. 倒位

13. 若某一个体核型为 46,XX/47,XX,+18 则表明该个体为 （　　）

A. 常染色体结构异常

B. 常染色体数目异常的嵌合体

C. 性染色体数目异常的嵌合体

D. 性染色体结构异常

14. 两条非同源染色体同时发生断裂,断片交换位置后重接,结果造成　　　　( )

  A. 缺失   B. 重复

  C. 易位   D. 倒位

15. 倒位染色体携带者的倒位染色体在减数分裂的同源染色体配对中

形成　　　　　　　　　　　　　　　　　　　　　　　　　( )

  A. 环状染色体   B. 等臂染色体

  C. 四射体   D. 倒位环

16. 在胚胎发育过程中,染色体不分离发生的越晚,导致　　　　( )

  A. 正常二倍体细胞系的比例越小

  B. 正常二倍体细胞系的比例越大

  C. 形成嵌合体细胞系种类越多

  D. 异常细胞系的比例越大

17. 人类精子发生的过程中,如果第一次减数分裂时发生了同源染色体

的不分离,而第二次减数分裂正常进行,则其可形成　　　　( )

  A. 一个异常性细胞   B. 两个异常性细胞

  C. 三个异常性细胞   D. 四个异常性细胞

18. 第一次减数分裂时染色体不分离的结果是　　　　( )

  A. 产生($n+1$) 和($n-1$) 两种类型的配子

  B. 只产生($n+1$) 型的配子

  C. 只产生($n-1$) 型的配子

  D. 产生 n、($n+1$) 和($n-1$) 三种类型的配子

19. 下列因素中与引起染色体畸变无关的是　　　　( )

  A. 妊娠反应   B. 风疹病毒

  C. 母亲年龄   D. 阿糖胞苷

20. 下列畸变类型中,需要 3 次断裂才能发生的是　　　　( )

  A. 双着丝粒染色体 B. 环状染色体

  C. 罗氏易位   D. 插入

21. 人类双雄受精产生的受精卵的核型不可能为　　　　( )

  A. 69,YYY   B. 69,XXX

  C. 69,XXY   D. 69,XYY

22. 染色体结构畸变的基础是 （　　）

　　A. 染色体不分离

　　B. 染色体丢失

　　C. 染色体核内复制

　　D. 染色体断裂后的异常重排

23. 47,XY,＋18/45,XY,－18 嵌合体的产生原因可能是 （　　）

　　A. 第一次减数分裂时染色体不分离

　　B. 第二次减数分裂时染色体不分离

　　C. 有丝分裂时染色体不分离

　　D. 染色体丢失

24. 在下列染色体畸变类型中,最常见的是 （　　）

　　A. 单倍体　　　　　　　　　　B. 二倍体

　　C. 非整倍体　　　　　　　　　D. 多倍体

25. 下列关于嵌合体的说法,不正确的是 （　　）

　　A. 嵌合体可以是染色体数目异常之间的嵌合

　　B. 嵌合体可以是染色体结构异常之间的嵌合

　　C. 嵌合体可以是正常细胞与异常细胞之间的嵌合

　　D. 嵌合体可以是双雄受精或双雌受精的结果

二、多选题

1. 染色体不分离可以发生在 （　　）

　　A. 同源染色体之间　　　　　　B. 姐妹染色单体之间

　　C. 减数分裂过程中　　　　　　D. 受精卵卵裂过程中

　　E. 有丝分裂过程中

2. 导致染色体畸变发生的原因有 （　　）

　　A. 物理因素　　　　　　　　　B. 化学因素

　　C. 生物因素　　　　　　　　　D. 母亲年龄

　　E. 遗传因素

3. 罗伯逊易位常发生在下列哪组的染色体之间 （　　）

　　A. D/D　　　　B. D/G　　　　C. D/F　　　　D. G/E

　　E. G/G

4. 四倍体的形成机理可能是 （　　）

　　A. 双雌受精　　　　　　　　　B. 双雄受精

　　C. 染色体不分离　　　　　　　D. 核内有丝分裂

E. 核内复制

5. 46,XY,t(2;5)(2pter→2q21∷5q31→5qter;5pter→5q31∷2q21→2qter)表示　　　　　　　　　　　　　　　　　　（　　）

A. 染色体丢失

B. 相互易位

C. 罗伯逊易位

D. 2号染色体与5号染色体分别在长臂的2区1带和3区1带断裂后,互换无着丝粒片段后重接

E. 染色体倒位

三、名词解释

1. 嵌合体(mosaic)　2. 罗伯逊易位(Robertsonian translocation,rob) 3. 亚二倍体(hypodiploid)　4. 三体型(trisomy)　5. 假二倍体(pseudodiploid)　6. 易位(translocation,t)　7. 三倍体(triploid)　8. 染色体畸变(chromosome aberration)　9. 染色体丢失(chromosome loss) 10. 环状染色体(ring chromosome,r)

四、填空题

1. 人类染色体畸变包括_____和_____两大类。

2. 染色体畸变可以自发地产生,称为_____;也可以通过物理的、化学的和生物的诱变作用而产生,称为_____。

3. 核内复制是在1次细胞分裂时,DNA复制了_____次,细胞分裂了_____次。这样形成的两个子细胞都是_____倍体。

4. 具有两种或两种以上核型的个体称为_____。

5. 三倍体的形成原因主要是_____或_____;四倍体的形成原因主要是_____或_____。

6. 人类双雄受精产生的合子,其可能核型有:_____、_____和_____。

7. 人类双雌受精产生的合子,其可能核型有:_____和_____。

8. 含有倒位和相互易位的个体没有遗传物质的丢失,没有明显表型异常,这种个体成为_____。

9. 2条染色体同时发生一次断裂后,两个具有着丝粒的片段的断端相互连接,从而形成了一条_____。

10. 相互易位的衍生染色体在减数分裂过程中可以形成_____,结果可形成_____种配子,其中_____种配子是正常的,_____种是平衡易

位的,其余都是部分三体和部分单体。

11. 发生在近端着丝粒染色体之间的着丝粒融合称为_____易位。

12. 染色体的缺失包括_____和_____。

13. 染色体的倒位包括_____和_____。

14. 染色体的非整倍性改变的产生原因包括_____和_____。

15. 1 条染色体的长、短臂同时发生了断裂,含有着丝粒的片段的两断端重新连接,形成了_____。

五、问答题

1. 简述多倍体的产生机制。

2. 什么是易位？易位的分类？

3. 什么是嵌合体？它的产生机制是什么？

4. 染色体结构畸变的形成机制是什么？常见的人类染色体结构畸变包括哪些？

第十一章　染色体病

一、教学大纲要求

1. 掌握染色体病的特点和分类。

2. 掌握常见的常染色体病和性染色体病的核型、遗传学机制和表型特征。

3. 掌握 Down 综合征的表型特征、遗传学类型和分子机制。

4. 熟悉微小缺失综合征和常染色体断裂综合征。

5. 熟悉染色体异常携带者的种类和遗传效应。

6. 了解 Down 综合征的诊断、治疗及预防。

二、习题

一、单选题

1. 目前的遗传学观点认为,游离型 21 三体发生的最主要的病因是

（　　）

A. 父亲年高,精子减数分裂时 21 号染色体不分离

B. 母亲年高,卵子减数分裂时,21 号染色体不分离

C. 母亲怀孕期间有病毒感染

D. 母亲怀孕期间接触射线

E. 母亲是 47,XXX 患者

2. 一个常染色体平衡易位携带者最常见的临床表现是　　　（　　）

　　A. 自发流产　　　　　　　　B. 不育

　　C. 智力低下　　　　　　　　D. 多发畸形

　　E. 易患癌症

3. 受精卵第一次分裂(卵裂)时,如果发生体细胞不分离可以导致（　　）

　　A. 三倍体

　　B. 单倍体

　　C. 三体和单体的嵌合体

　　D. 部分三体和部分单体的嵌合体

　　E. 三倍体和单倍体的嵌合体

4. 一个患者核型为 46,XX/45,X,其发生原因可能是　　　（　　）

　　A. 体细胞染色体不分离

　　B. 减数分裂染色体不分离

　　C. 染色体丢失

　　D. 双受精

　　E. 核内复制

5. 下列哪个核型可诊断为真两性畸形　　　　　　　　　（　　）

　　A. 45,XY/47,XXY　　　　　B. 46,XY/46,XX

　　C. 47,XXY　　　　　　　　D. 45,X

　　E. 47,XYY

6. 人类染色体的分组主要依据是　　　　　　　　　　　（　　）

　　A. 染色体的长度

　　B. 染色体的宽度

　　C. 性染色体的类型

　　D. 染色体着丝粒的位置

　　E. 染色体的相对长度和着丝粒的位置

7. 在人类染色体显带技术中,最简便且常用的是　　　　（　　）

　　A. G 显带　　　　　　　　　B. Q 显带

　　C. R 显带　　　　　　　　　D. C 显带

　　E. 高分辨显带

8. 专门显示着丝粒和副缢痕的结构性异染色质部分的显带技术是

( )

    A. G 显带   B. R 显带

    C. C 显带   D. T 显带

    E. Q 显带

9. 45,XY,−21 核型属于哪种变异类型   ( )

    A. 单体型   B. 三体型

    C. 多体型   D. 多倍体

    E. 单倍体

10. 嵌合体形成的最可能的原因是   ( )

    A. 精子形成时第一次减数分裂染色体不分离

    B. 精子形成时第二次减数分裂染色体不分离

    C. 卵子形成时第一次减数分裂染色体不分离

    D. 卵子形成时第二次减数分裂染色体不分离

    E. 受精卵早期卵裂时发生有丝分裂染色体不分离

11. 核型为 45,X 者可诊断为   ( )

    A. Klinefelter 综合征   B. Down 综合征

    C. Turner 综合征   D. 猫叫样综合征

    E. Edward 综合征

12. 猫叫样综合征患者的核型为   ( )

    A. 46,XY,r(5)(p14)   B. 46,XY,t(5;8)(p14;p15)

    C. 46,XY,del(5)(p14)   D. 46,XY,ins(5)(p14)

    E. 46,XY,dup(5)(p14)

13. 倒位染色体携带者的倒位染色体在减数分裂的同源染色体配对中形成   ( )

    A. 环状染色体   B. 倒位环

    C. 染色体不分离   D. 染色体丢失

    E. 等臂染色体

14. Klinefelter 综合征患者的典型核型是   ( )

    A. 45,X   B. 47,XXY

    C. 47,XYY   D. 47,XY(XX),+21

    E. 47,XY(XX),+14

15. 雄激素不敏感综合征的发生是由于   ( )

A. 常染色体数目畸变　　　　B. 性染色体病数目畸变

C. 染色体微小断裂　　　　　D. 常染色体上的基因突变

E. 性染色体上的基因突变

16. Down 综合征为_____染色体数目畸变。　　　　　（　　）

A. 单体型　　　　　　　　B. 三体型

C. 单倍体　　　　　　　　D. 三倍体

E. 多倍体

17. 夫妇中的一方为一非同源染色体间的相互易位携带者,与正常的配子相结合,则可形成多少种类型的合子　　　　　　　　　　　（　　）

A. 8　　　　B. 12　　　　C. 16　　　　D. 18

E. 20

18. Edward 综合征的核型为　　　　　　　　　　　　　（　　）

A. 45, X　　　　　　　　B. 47, XXY

C. 47, XY(XX),+13　　　D. 47, XY(XX),+21

E. 47, XY(XX),+18

19. 若患者体内既含男性性腺,又含女性性腺,则为　　　　　（　　）

A. 男性　　　　　　　　　B. 两性畸形

C. 女性　　　　　　　　　D. 假两性畸形

E. 性腺发育不全

20. 大部分 Down 综合征都属于　　　　　　　　　　　　（　　）

A. 易位型　　　　　　　　B. 游离型

C. 微小缺失型　　　　　　D. 嵌核型

E. 倒位型

21. 下列哪种遗传病可通过染色体检查而确诊　　　　　　（　　）

A. 苯丙酮尿症　　　　　　B. 白化病

C. 血友病　　　　　　　　D. Klinefelter 综合征

E. Huntington 舞蹈病

22. 体细胞间期核内 X 小体数目增多,可能为　　　　　　（　　）

A. Smith-Lemili-Opitz 综合征

B. Down 综合征

C. Turner 综合征

D. 超雌

E. Edward 综合征

23. 超氧化物歧化酶(SOD-1)基因定位于 （　　）

 A. 1 号染色体   B. 18 号染色体

 C. 21 号染色体   D. X 染色体

 E. Y 染色体

24. D 组或 C 组染色体与 21 号染色体通过着丝粒融合而形成的易位称
为 （　　）

 A. 单方易位   B. 复杂易位

 C. 串联易位   D. 罗伯逊易位

 E. 不平衡易位

25. 经检查,某患者的核型为 46,XY,del(6)p11-ter,说明其为_____
患者。 （　　）

 A. 染色体倒位   B. 染色体丢失

 C. 环状染色体   D. 染色体部分丢失

 E. 嵌合体

二、多选题

1. 21 号染色体上与智力发育迟缓相关的基因有 （　　）

 A. *DSCAM* 基因   B. *KCNE*-2 基因

 C. *DCR*1 基因   D. *COL*6A1/2 基因

 E. *ADNP* 基因

2. Down 综合征遗传学类型有 （　　）

 A. 游离型   B. 缺失型

 C. 嵌合型   D. 易位型

 E. 倒位型

3. 以下属于常染色体断裂综合征的疾病是 （　　）

 A. 着色性干皮病   B. Patau 综合征

 C. Bloom 综合征   D. Fanconi 贫血

 E. 地中海贫血

4. 以下属于微小缺失综合征的疾病是 （　　）

 A. 视网膜母细胞瘤   B. Bloom 综合征

 C. "快乐木偶"综合征   D. 着色性干皮病

 E. 哮喘

5. 产前通过检查_____可筛查 Down 综合征胎儿。 （　　）

 A. 甲胎蛋白   B. 雌三醇

C. 过氧化氢酶　　　　　　　D. 酪氨酸酶

E. 绒毛膜促性腺激素

6. 染色体病的临床上特点是　　　　　　　　　　　　　（　）

A. 先天性多发畸形　　　　　B. 性发育落后

C. 特殊肤纹　　　　　　　　D. 智力障碍

E. 生长迟缓

7. 染色体病在遗传上一般的特点是　　　　　　　　　　（　）

A. 散发性

B. 双亲染色体正常

C. 呈隐性遗传

D. 双亲之一可能为平衡的染色体结构重排携带者

E. 双亲之一为纯合子

三、名词解释

1. 染色体病（chromosomal disorder）　2. Down 综合征（Down syndrome，DS）　3. 猫叫综合征（cridu-chat syndrome，CDCS）　4. 平衡易位携带者（balanced translocation carrier）　5. Turner 综合征（Turner syndrome）　6. Klinefelter 综合征（Klinefelter syndrome）

四、问答题

1. 试述 21-三体综合征的分类

2. 简述 21-三体综合征的临床表现。

3. 为何 21/21 染色体平衡易位携带者不应生育？

第十二章　肿瘤与遗传

一、教学大纲要求

1. 掌握癌基因、原癌基因、肿瘤抑制基因、p53 基因、二次突变假说等概念。

2. 掌握肿瘤发生的遗传学基础和癌基因激活的机制。

3. 熟悉肿瘤的多步骤发生，基因杂合性丢失与肿瘤发生等。

4. 了解癌基因组解剖学计划等。

二、习题

一、单选题

1. RB 基因是   (   )
 A. 癌基因   B. 抑癌基因
 C. 细胞癌基因   D. 肿瘤转移基因
 E. 肿瘤转移抑制基因

2. 肿瘤发生的二次突变学说中,第二次突变发生在   (   )
 A. 体细胞   B. 卵子
 C. 原癌细胞   D. 癌细胞
 E. 精子

3. *MYC* 基因产物是一种   (   )
 A. 酪氨酸激酶   B. 生长因子
 C. DNA 结合蛋白   D. 表皮生长因子
 E. 神经递质

4. *SIS* 基因产物是一种   (   )
 A. 酪氨酸激酶   B. 生长因子
 C. DNA 结合蛋白   D. 表皮生长因子
 E. 神经递质

5. *SRC* 基因产物是一种   (   )
 A. 酪氨酸激酶   B. 生长因子
 C. DNA 结合蛋白   D. 表皮生长因子
 E. 神经递质

6. 在某种肿瘤中,如果某种肿瘤细胞系生长占优势或细胞百分数占多数,此细胞系就称为该肿瘤的   (   )
 A. 干系   B. 旁系
 C. 众数   D. 标志细胞系
 E. 非标志细胞系

7. 慢性粒细胞性白血病的特异性标志染色体是   (   )
 A. Ph 小体   B. 13q 缺失
 C. 8、14 易位   D. 11p 缺失
 E. 11q 缺失

8. 视网膜母细胞瘤的特异性标志染色体是   (   )

A. Ph 小体   B. 13q 缺失

  C. 8、14 易位   D. 11p 缺失

  E. 11q 缺失

9. Wilms 瘤的特异性标志染色体是   ( )

  A. Ph 小体   B. 13q 缺失

  C. 8、14 易位   D. 11p 缺失

  E. 11q 缺失

10. Burkitt 淋巴瘤的特异性标志染色体是   ( )

  A. Ph 小体   B. 13q 缺失

  C. 8、14 易位   D. 11p 缺失

  E. 11q 缺失

11. Ph 染色体的结构是   ( )

  A. $22q^{+}$

  B. $22q^{-}$

  C. $9q^{+}$

  D. 9pter→q34∶∶22q11→qter

  E. 22pter→q11∶∶9q34→qter

12. Wilms 瘤基因定位于   ( )

  A. 11p13   B. 13q14

  C. 17q13   D. 18q21—qter

  E. 3p21

13. 对肿瘤转移有抑制作用的基因是   ( )

  A. *ras*   B. *myc*

  C. *p*53   D. *fes*

  E. NM23

14. 干系肿瘤细胞的染色体数目称为   ( )

  A. 系数   B. 众数

  C. 常数   D. 恒数

  E. 总数

15. RB 基因是   ( )

  A. 癌基因   B. 抑癌基因

  C. 原癌基因   D. 肿瘤转移基因

  E. 肿瘤转移抑制基因

16. 遗传型肾母细胞瘤的临床特点是 （ ）

    A 发病早，单侧发病   B. 发病早，双侧发病

    C. 发病晚，单侧发病   D. 发病晚，双侧发病

    E. 以上均不对

17. 下列各类基因中，_____的正常表达是细胞正常增殖所必需的。

                                                        （ ）

    A. 病毒癌基因   B. 原癌基因

    C. 细胞癌基因   D. 癌基因

    E. 抑癌基因

二、多选题

1. 单基因遗传的肿瘤是 （ ）

    A. 视网膜母细胞瘤   B. 神经母细胞瘤

    C. 嗜铬细胞瘤   D. 肾母细胞瘤

    E. 肝癌

2. 多基因遗传的肿瘤是 （ ）

    A. 多发性神经母细胞瘤   B. 皮肤鳞癌

    C. 肝癌   D. 前列腺癌

    E. 乳腺癌

3. 芳羟化酶（AHH）是一种 （ ）

    A. 氧化酶   B. 还原酶

    C. 诱导酶   D. 过氧化氢酶

    E. 磷酸化酶

4. 以下哪些是共济失调性毛细血管扩张症的特点 （ ）

    A. AR 遗传   B. 毛细血管扩张

    C. 多基因遗传   D. 单基因遗传

    E. 无免疫缺陷

5. Bloom 综合征的遗传学特征有 （ ）

    A. 姐妹染色单体交换   B. 四射体结构

    C. 染色体不稳定   D. 断裂性突变

    E. 多基因遗传

6. 着色性干皮病的特点有 （ ）

    A. AR 遗传   B. 对光敏感

    C. 易患皮肤癌   D. 四射体结构

E. 染色体不稳定

7. 属于抑癌基因的有　　　　　　　　　　　　　　　　　　　　（　　）

A. *RB*　　　　　　　　　　　　B. *p*53

C. *NM23*　　　　　　　　　　　D. *ras*

E. *SRC*

8. 属于原癌基因的有　　　　　　　　　　　　　　　　　　　　（　　）

A. *ras*　　　　　　　　　　　　B. *SRC*

C. *RB*　　　　　　　　　　　　D. *p*53

E. *NM23*

三、名词解释

1. 癌家族（cancer family）　2. 家族性癌（familial carcinoma）　3. 癌基因（oncogenes）　4. 抑癌基因（tumor seppressor genes）　5. 原癌基因（proto-oncogenes）　6. Ph 染色体（Philadelphia chromosome）　7. 干系（stem line）、众数（modal number）、旁系（side line）　8. 标记染色体（marker chromosome）

四、问答题

1. 细胞癌基因的激活方式有哪些？

2. 原癌基因按其产物功能可分为几类？试述各类之功能。

3. 什么是染色体的脆性部位？

4. 简述遗传性恶性肿瘤的共同特征。

5. 什么是染色体不稳定综合征？简述其在肿瘤发生中的意义？

6. 什么是抑癌基因？试述抑癌基因在恶性肿瘤发生中的作用及其寻找抑癌基因的方法？

7. 你是如何认识肿瘤遗传基础的复杂性的？

第十三章　免疫缺陷与遗传

一、教学大纲要求

1. 掌握 ABO 红细胞抗原系统和 Rh 抗原系统的遗传基础。

2. 掌握 HLA 系统的组成和遗传学特点，了解 HLA 与疾病关联，HLA 抗原与器官移植等问题。

4. 掌握免疫球蛋白的基本结构及其遗传基础。

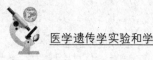

二、习题

一、单选题

1. HLA 复合体是紧密连锁的基因群，这种处于同一条染色体上连锁基因群作为一完整组成单位由亲代向子代传递，人们将这一遗传单位称为 （ ）

    A. 单倍型   B. 单倍体

    C. 单体型   D. 连锁型

2. I^A基因的编码产物 （ ）

    A. L-岩藻糖转移酶

    B. N-乙酰半乳糖胺转移酶

    C. D-半乳糖转移酶

    D. 半乳糖-1-磷酸尿苷酰转移酶

3. 以下哪个红细胞抗原系统有单一基因座而非连锁基因座编码 （ ）

    A. ABO 抗原系统   B. Rh 抗原系统

    C. MNS 抗原系统   D. 以上都对

4. 同胞之间 HLA 不完全相同的可能性是 （ ）

    A. 0   B. 1/4

    C. 1/2   D. 2/3

5. 人类白细胞抗原的基因位于 （ ）

    A. 第 6 号染色体   B. 第 17 号染色体

    C. X 染色体   D. 第 12 号染色体上

6. 决定个体 ABO 抗原为分泌型和非分泌型的基因座是 （ ）

    A. ABO 基因座   B. H 基因座

    C. Rh 基因座   D. Se 基因座

7. _____基因突变为无效基因是孟买型个体的产生原因。 （ ）

    A. H   B. I^A

    C. i   D. Se

8. 强直性脊椎炎主要和_____HLA 抗原有相关性。 （ ）

    A. B27   B. B35

    C. DR2   D. DR3

9. 人类 Ig 基因在 B 细胞发育中重排的次序一般为 （ ）

    A. 重链-κ 链-λ 链   B. κ 链-λ 链-重链

C. 重链-λ链-κ链　　　　　　　D. λ链-κ链-重链

10. 重链基因重排，首先是_____ 重排。　　　　　　　　（　　）
  A. DH 与 JH　　　　　　　　B. DH 与 CH
  C. VH 与 CH　　　　　　　　D. VH 与 DH

二、多选题

1. 以下哪些基因的编码产物是 L-岩藻糖转移酶？　　　　　　（　　）
  A. I^A　　　　　　　　　　B. I^B
  C. Se　　　　　　　　　　D. H

2. Rh 血型系统由_____连锁基因基因座编码。　　　　　（　　）
  A. RHD 基因座　　　　　　B. RHCE 基因座
  C. $I^A/I^B/i$ 基因座　　　　D. MIC 基因座
  E. Se 基因座

3. 临床最为常见的新生儿溶血症是　　　　　　　　　　　　（　　）
  A. 白细胞抗原不相容　　　　B. ABO 血型不相容
  C. Rh 血型不相容　　　　　D. 体液免疫缺陷
  E. 细胞免疫缺陷

4. Ig 分子是由不连锁的_____多基因家族所编码。　　　　（　　）
  A. IgH　　　　　　　　　　B. Igκ
  C. Igλ　　　　　　　　　　D. IgG

5. 非经典基因 HLA-I 类抗原包含_____。　　　　　　（　　）
  A. HLA-A　　　　　　　　B. HLA-G
  C. HLA-C　　　　　　　　D. HLA-E
  E. HLA-F

6. HLA 与疾病关联的可能机制有　　　　　　　　　　　　（　　）
  A. 分子模拟学说　　　　　　B. 受体学说
  C. 连锁不平衡学说　　　　　D. 自身抗原提呈学说
  E. 免疫耐受学说

7. ABO 抗原的合成过程与下列_____基因座有关。　　　（　　）
  A. HLA-A　　　　　　　　B. ABO 复等位基因座
  C. H　　　　　　　　　　D. HLA-B
  E. Se

8. 以下关于 HLA 复合体的描述正确的是　　　　　　　　　（　　）
  A. 免疫功能相关基因最集中、最多的一个区域

B. 基因密度最高的区域

C. 多态性最丰富的一个区域

D. 与疾病关联最密切的一个区域

三、名词解释

1. HLA 复合体(Haplotype) 2. 孟买型(Bombay phenotype) 3. 关联(association) 4. 等位排斥(allelic exclusion) 5. 同型排斥(isotype exclusion) 6. 抗体的类型转换(class switching)

四、问答题

1. 简述 HLA 在人群中表现出高度多态性产生原因。

2. 简述抗体的多样性产生机制。

第十四章 药物与遗传

一、教学大纲要求

1. 掌握药物遗传学、药物遗传学多态性等基本概念。

2. 掌握药物代谢与遗传因素关系。

3. 熟悉遗传多态性与药物代谢及分布。

4. 了解药物基因组学与个体化医疗。

二、习题

一、名词解释

1. 药物遗传学(pharmacogenetics) 2. 葡萄糖-6-磷酸脱氢酶(glucose-6-phosphate dehydrogenase，G6PD)缺乏症 3. 药物遗传学多态性(pharmacogenetics polymorphism) 4. 限制性片段长度多态性(Restriction Fragment Length Polymorphism，RFLP)

二、问答题

1. 解释微卫星标记(microsatellite)?

2. 什么是药物转运蛋白?

3. 简述药物代谢酶?

4. 试述离子型通道?

第十五章　行为与遗传

一、教学大纲要求

1. 掌握行为遗传的特点。
2. 掌握行为遗传的方式。
3. 熟悉行为遗传学的主要研究方法。
4. 了解人类行为的遗传。

二、习题

一、名词解释

1. 行为（behavior）　2. 内在动机行为（intrinsic motivation behavior）
3. 利手（handedness）　4. 双生子研究（twin study）　5. 人类行为遗传学
（human behavioral genetics）

二、问答题

1. 行为具有哪些特点？
2. 行为遗传的特点？
3. 行为遗传的方式？
4. 动物模型的建立方法有哪些？

第十六章　遗传病的诊断、预防和治疗

一、教学大纲要求

1. 掌握遗传病常规诊断的主要内容、携带者的检出、产前诊断等方法。
2. 掌握分子诊断的基本原理和主要方法，了解分子诊断技术的应用。
3. 掌握遗传病的治疗原则，掌握遗传病基因治疗的基本概念。
4. 掌握基因治疗的策略及转基因治疗的技术考虑，熟悉基因治疗的临床应用。
5. 熟悉转基因治疗的问题与风险性。
6. 了解传统的遗传病的治疗方法。

二、习题

一、单选题

1. 常用 PCR – SSCP 检测下列哪种异常的 DNA　　　　　（　　）
   A. 已知点突变　　　　　　　　B. 未知点突变
   C. 基因缺失　　　　　　　　　D. 基因插入
   E. 基因重复

2. AD 杂合子个体症状出现前能作明确诊断的方法是　　（　　）
   A. 系谱分析　　　　　　　　　B. 家系调查
   C. 实验室检查　　　　　　　　D. DNA 分析

3. 产前诊断的适应症不包括　　　　　　　　　　　　（　　）
   A. 夫妇任意一方有染色体异常
   B. 曾生育过染色体病患儿的孕妇
   C. 年龄小于 35 岁的孕妇
   D. 曾生育过单基因病患儿的孕妇

4. 有关基因治疗下列说法中不正确的是　　　　　　　（　　）
   A. 基因治疗的稳定性已经达到稳定
   B. 基因治疗要取得社会的理解和配合
   C. ADA 缺乏症已可用基因治疗
   D. 基因转移是基因治疗的关键和基础

5. 目前,饮食疗法治疗遗传病的基本原则是　　　　　（　　）
   A. 少食　　　　　　　　　　　B. 多食肉类
   C. 口服维生素　　　　　　　　D. 禁其所忌
   E. 补其所缺

6. 携带者检出的最佳方法是　　　　　　　　　　　　（　　）
   A. 基因检查　　　　　　　　　B. 生化检查
   C. 体征检查　　　　　　　　　D. 影像检查
   E. 家系调查

7. 构建转基因动物时最常用的基因转移方法是　　　　（　　）
   A. 电穿孔法　　　　　　　　　B. 显微注射法
   C. 磷酸钙沉淀法　　　　　　　D. 膜融合法
   E. 受体介导法

8. 将含有外源基因的重组病毒,脂质体或裸露的 DNA 直接导入体内称
（　　）

  A. 直接活体转移　　　　　B. 回体转移

  C. 间体转移　　　　　　　D. 导入

  E. 移植

9. 以磷酸钙沉淀法转移外源目的基因,正确的是　　　　（　　）

  A. 增强细胞膜的通透性　　B. 通过细胞膜融合

  C. 通过细胞内吞作用　　　D. 转移率高

  E. 以上都正确

10. 怀疑胎儿为无脑儿,并且孕妇有先兆流产的迹象,此时应采取的产前
检查方法为　　　　　　　　　　　　　　　　（　　）

  A. B 型超声检查　　　　　B. 绒毛取样

  C. 羊膜穿刺　　　　　　　D. 胎儿镜检查

  E. 染色体检查

11. 对一些发病机理不清的复杂疾病,要研究其遗传基础可采取的方法
是　　　　　　　　　　　　　　　　　　　　（　　）

  A. 群体普查法　　　　　　B. 系谱分析法

  C. 双生子法　　　　　　　D. 疾病组分分析法

  E. 染色体分析法

12. 家系调查的最主要目的是　　　　　　　　（　　）

  A. 了解发病人数　　　　　B. 了解疾病的遗传方式

  C. 了解医治效果　　　　　D. 收集病例

  E. 便于与病人联系

13. 无创伤性产前诊断技术有　　　　　　　　（　　）

  A. 羊膜囊穿刺　　　　　　B. 母血中分离胎儿细胞

  C. 胎儿镜检查　　　　　　D. 脐带穿刺术

  E. B 超

14. 生化检查主要是指针对＿＿＿＿的检查　　　（　　）

  A. 病原体　　　　　　　　B. DNA

  C. RNA　　　　　　　　　D. 微量元素

  E. 蛋白质和酶

15. YAC 指　　　　　　　　　　　　　　　（　　）

  A. 细菌人工染色体　　　　B. 噬菌体人工染色体

C. 酵母人工染色体   D. 黏粒

16. 下列疾病_____可通过染色体检查而确诊   （　　）

     A. 苯丙酮尿症   B. 白化病

     C. 血友病   D. Klinefelter 综合征

     E. Huntingtom 舞蹈病

17. 基因治疗中常用的受体细胞是   （　　）

     A. 骨髓干细胞   B. 成纤维细胞

     C. T 淋巴细胞   D. 以上都是

     E. 以上都不是

18. 在遗传病的预防工作中最有意义的是   （　　）

     A. 产前诊断   B. 症状前诊断

     C. 现症病人诊断   D. 基因诊断

19. 不能进行染色体检查的材料有   （　　）

     A. 外周血   B. 排泄物

     C. 绒毛膜   D. 肿瘤

20. 需做染色体检查的是   （　　）

     A. 习惯性流产者   B. 白化病患者

     C. 血友病患者   D. 半乳糖血症患者

     E. Huntington 舞蹈病患者

21. 目前诊断畸胎最常用的方法是   （　　）

     A. 羊膜囊穿刺   B. 母血中分离胎儿细胞

     C. 胎儿镜检查   D. 脐带穿刺术

     E. B 超

22. 基因诊断主要用于   （　　）

     A. 临床诊断   B. 产前诊断

     C. 症状前诊断   D. 出生后诊断

23. 孕期 16—18 周时如需为胎儿作细胞遗传学检查,可以采取   （　　）

     A. B 型超声扫描   B. 绒毛取样

     C. 羊膜穿刺   D. 胎儿镜检查

     E. X 线检查

24. 用比较发病的一致性的差异来估计某种疾病是否有遗传基础,通常
采用的方法是   （　　）

     A. 群体普查法   B. 系谱分析法

C. 双生子法　　　　　　　D. 疾病组分分析法

E. 关联分析法

25. 观察胎儿是否患先天性心脏病,可选用的产前诊断方法是 （　　）

A. 羊膜囊穿刺　　　　　　B. 母血中分离胎儿细胞

C. 胎儿镜检查　　　　　　D. 脐带穿刺术

E. B 超

26. 将目的基因整合到受体细胞特定的位点上的基因转移方法是（　　）

A. 显微注射法　　　　　　B. 逆转录病毒介导法

C. 同源重组法　　　　　　D. 膜融合法

E. 磷酸钙沉淀法

27. 基因诊断与其他诊断相比,最主要的特点在于 （　　）

A. 周期短　　　　　　　　B. 灵敏度高

C. 费用低　　　　　　　　D. 针对基因结构

E. 操作方便

28. 有些遗传病没有家族聚集现象,这是因为 （　　）

A. 该遗传病是染色体病

B. 该遗传病是体细胞遗传病

C. 该遗传是线粒体病

D. 该遗传病是隐性遗传病

二、多选题

1. 染色体检查的指征有 （　　）

A. 发育障碍　　　　　　　B. 智力低下

C. 反复流产　　　　　　　D. 免疫力低下

E. 过度肥胖

2. 可以染色体检查的材料有 （　　）

A. 全血　　　　　　　　　B. 血清

C. 活检组织　　　　　　　D. 羊水

E. 毛发

3. 有下列指征者应进行产前诊断 （　　）

A. 夫妇之一有致畸因素接触史的

B. 羊水过多的

C. 近亲婚配的

D. 35 岁以上高龄的

E. 夫妇之—有染色体畸变的

4. 携带者可以通过下列层次水平上进行检查　　　　　　　　（　　）

  A. 临床水平　　　　　　　　B. 细胞水平

  C. 生化水平　　　　　　　　D. 基因水平

  E. 群体水平

5. 检测基因表达异常时,可考虑的检测材料有　　　　　　　（　　）

  A. 核基因组 DNA　　　　　　B. 线粒体 DNA

  C. RNA　　　　　　　　　　D. 蛋白质和酶

  E. 代谢产物

6. 可作为分子遗传标记的有　　　　　　　　　　　　　　　（　　）

  A. 单拷贝序列　　　　　　　B. 微卫星 DNA

  C. RFLP　　　　　　　　　　D. HLA

  E. SNP

7. 核酸杂交结果判断的依据是　　　　　　　　　　　　　　（　　）

  A. 信号位置　　　　　　　　B. 信号强度

  C. 信号数量　　　　　　　　D. 信号种类

  E. 信噪比

8. 基因芯片技术的优点在于　　　　　　　　　　　　　　　（　　）

  A. 大规模　　　　　　　　　B. 微量化

  C. 高通量　　　　　　　　　D. 自动化

  E. 低费用

9. 对于单个碱基的突变,可以考虑采用_____技术检测　　（　　）

  A. DNA 测序　　　　　　　　B. PCR - ASO

  C. PCR - SSCP　　　　　　　D. PCR

  E. 基因芯片

10. 作为遗传标记必须复合下列条件　　　　　　　　　　　　（　　）

  A. DNA 片断较短　　　　　　B. 能够用抗体检测

  C. 群体中表现多态　　　　　D. 孟德尔式遗传

  E. 不受环境影响

11. 苯丙酮尿症的诊断可以考虑进行　　　　　　　　　　　　（　　）

  A. 影像诊断　　　　　　　　B. 血清检查

  C. 尿液检查　　　　　　　　D. 染色体检查

  E. 分子诊断

12. 家系分析应注意的事项有　　　　　　　　　　　　　　（　　）

　　A. 资料的可信程度

　　B. 资料的完整程度

　　C. 家系成员必须包括三代以上

　　D. 观察指标必须相同

　　E. 家系成员均未经过治疗

13. 从基因突变到临床表现的出现，这期间涉及许多过程，每一过程都可能成为遗传病治疗的着眼点。遗传病治疗包括　　　　　　　　（　　）

　　A. 针对突变基因的体细胞基因的修饰与改善

　　B. 针对突变基因转录的基因表达调控

　　C. 蛋白质功能的改善

　　D. 在代谢水平上对代谢底物或产物的控制

　　E. 临床水平的内、外科治疗以及心理治疗等

14. 当遗传病发展到已出现各种临床症状尤其是器官组织已出现了损伤，应用外科手术的方法对病损器官进行　　　　　　　　　　　（　　）

　　A. 切除　　　　　　　　　　B. 修补

　　C. 替换　　　　　　　　　　D. 克隆方法

　　E. 细胞转导

15. 下列哪些病症、如能通过筛查在症状出现前做出诊断、及时给予治疗可获得最佳效果　　　　　　　　　　　　　　　　　　　（　　）

　　A. 苯丙酮尿症　　　　　　　B. 枫糖尿症

　　C. 同型胱氨酸尿症　　　　　D. 半乳糖血症

　　E. 甲状腺肿瘤

二、名词解释

1. 基因诊断（gene diagnosis）　2. 产前诊断（prenatal diagnosis）　3. 基因治疗（gene therapy）　4. 质粒（Plasmid）

三、问答题

1. 一对夫妇生了一个智力低下的孩子，能否治疗？怎样治疗？不能治疗时该怎样办？是否再生的孩子还会这样？

2. 染色体检查的适应症有哪些？

3. 识别疾病遗传基础的方法是什么？

4. 产前诊断的指征

5. 遗传病的病史采集的内容

6. 简述染色体检查过程

7. 基因治疗的基本步骤包括哪些？举例说明。

8. 什么是基因诊断？相较传统方法有什么优点？

9. 简述 PCR - SSCP 方法

10. 简述 PCR 的原理及其应用。

11. 简述 PCR 的主要优缺点。

参考答案

第一章

一、单选题

1. A 2. A 3. C 4. B 5. D 6. D 7. B 8. D 9. B

二、多选题

1. ABDE 2. ADE

三、填空题

1. 医学;遗传学

2. 常染色体显性遗传病(AD);常染色体隐性遗传病(AR);X 连锁隐性遗传病(XR);X 连锁显性遗传病(XD);Y 连锁遗传病

四、名词解释

1. 医学遗传学(medical genetics):主要研究人类病理性状的遗传规律及其物质基础,它是遗传学与医学结合的一门边缘科学。医学遗传学通过研究人类疾病的发生发展与遗传因素的关系,提供诊断预防治疗遗传病及与遗传有关疾病的科学根据与手段,从而对提高人类健康素质做出贡献。

2. 生化遗传学(Biochemical genetics):是研究人类遗传物质的性质,以及遗传物质对蛋白质合成和对机体代谢的调节控制的学科。

3. 遗传病(genetic disease):是指细胞中遗传物质发生突变(染色体畸变或基因突变)所导致的遗传性疾病,可以是生殖细胞或受精卵内遗传物质结构和功能的改变造成的。

4. 单基因病(single gene disease):是指同源染色体上单个基因或一对等位基因发生突变所引起的疾病。

5. 多基因遗传病(polygenic disease):指某种疾病的发生受两对以上等位基因的控制,它们的基本遗传规律也遵循孟德尔的遗传定律,但多基因遗传病除了决定于遗传因素之外,还受着环境等多种复杂因素的影响,故也称多因子病。

6. 染色体病(chromosome disease):是因细胞中遗传物质的主要载体——染色体的数目或形态、结构异常引起的疾病。通常分为常染色体病和性染色体病两大类。

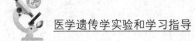

7. 细胞遗传学(cytogenetics):研究人类染色体的正常形态结构以及染色体数目、结构异常与染色体病关系的学科。

五、问答题

1. 遗传病一般具有垂直传递、先天性、家族聚集性、终生性等主要特点，在家族中的分布具有一定的比例；部分遗传病也可能因感染而发生。① 垂直传递 一些遗传病表现连代传递，如多数的常染色体显性遗传病；② 先天性 许多遗传病的病症是生来就有的，如白化病是一种常染色体隐性遗传病，婴儿刚出生时就表现有"白化"症状；③ 家族聚集性 许多遗传病具有家族聚集性，如Hutington 舞蹈病患者往往具有阳性家族史；④ 终生性 大多数遗传病终生难以治愈；⑤ 基因突变和染色体畸变是发生遗传病的根本原因；只有生殖细胞或受精卵发生的遗传物质改变才能传递。

2. 医学遗传学中较常用的研究方法有:1) 系谱分析法　2) 群体筛选法　3) 双生子法　4) 伴随性状研究　5) 实验室检查法

危害:1) 遗传病的病种和数量逐年迅速增长;2) 遗传病对人类健康的威胁日益严重，人群中 25% 患有各类不同程度的遗传相关疾病；3) 有些严重危害人类健康的常见病已证明与遗传因素有关，住院儿童近 1/3 为遗传相关疾病，自然流产胚胎 60% 有染色体畸变;4) 隐性有害基因对人类健康构成潜在性威胁，平均每人携带 5—6 个有害基因；5) 恶性肿瘤对人类所造成的危害；6) 绝大多数遗传病目前没有理想的治疗方法。

3. 先天性疾病是指个体出生前就已形成的畸形或疾病，大多数遗传病表现为先天性疾病。但是也有某些先天性疾病，如先天性梅毒、先天性心脏病、药物引起的畸形以及产伤等就不是遗传病。也有些遗传性疾病出生时并未表现出临床症状，如遗传性慢性进行性舞蹈病发育到一定年龄才发病。家族性疾病是指表现出家族集聚现象的疾病，即在一个家庭中有两个以上成员罹患同一种疾病。许多遗传病(特别是显性遗传病)常见家族集聚现象，如并指，在亲代和子代中均有患者。但也有些遗传病(特别是隐性遗传病和染色体病)，并不一定有家族史。相反，有家族聚集现象的疾病(如麻风、肝炎、梅毒等)也不一定是遗传病。

第二章

一、单选题

1. A 2. D 3. C 4. C 5. D 6. D 7. B 8. C 9. D 10. B 11. C 12. D 13. B 14. B 15. B

二、多选题

1. ABC 2. BCE 3. ABC 4. BCE 5. ACD 6. DE 7. BCD
8. ABC 9. ACDE 10. ABCD 11. ABDE 12. ABDE 13. ABC
14. ABCDE 15. ACD

三、名词解释

1. 断裂基因（split gene）：真核生物结构基因包括编码序列和非编码序列两部分，编码顺序在 DNA 中是不连续的，被非编码顺序间隔开，形成镶嵌排列的断裂形式，称为断裂基因。

2. 基因组（genome）：是一个生命体遗传物质的总和。人类基因组是人类个体具有的遗传物质的总和，所携带的遗传信息决定人类的生长发育、人类机体的结构和机能。人类完整的基因组是指人类细胞中的 24 条不同的染色体，即 1—22 号常染色体，和 X 与 Y 染色体，及线粒体 DNA 所含遗传信息的总和。

3. 多基因家族（multigene family）：是真核基因组中最重要的特点之一，是指由某一共同祖先基因经过重复和变异所产生的一组基因。

4. 外显子（exon）：断裂基因中，编码顺序称为外显子。

5. 内含子（intron）：断裂基因中，非编码顺序称为内含子。

四、问答题

1. 染色体是 DNA 的主要载体，每个染色体上有一个 DNA 分子，DNA 是主要的遗传物质，每个 DNA 分子上有许多基因，基因是有遗传效应的 DNA 片段，每个基因由许多脱氧核苷酸组成，基因中的脱氧核苷酸排列顺序代表着遗传信息。DNA 中存在着大量非基因片段，基因不是连续分布在 DNA 上的，而是由碱基对序列将其分隔开的，基因是一段 DNA，但是一段 DNA 并不一定是基因。

2. 基因中的遗传信息，在后代的个体发育中，以一定方式反映到蛋白质的分子结构上，导致后代表现出与亲代相似的性状。基因控制蛋白质合成的过程叫遗传信息的表达。

3. 细胞中有 3 种 RNA，它们分别是：信使 RNA（mRNA），携带有 DNA 的遗传信息，在蛋白质合成过程中起模板的作用；转运 RNA（tRNA），在蛋白质合成过程中，可以活化和转运特定的氨基酸，使其在核糖体上按照 mRNA 上的遗传密码子的序列定位形成多肽链；核糖体 RNA（rRNA），是构成核糖体的结构物质，其功能是为 mRNA 提供合成蛋白质的场所。

4. 基因组（genome）是一个生命体遗传物质的总和。人类基因组是人类个体具有的遗传物质的总和,所携带的遗传信息决定人类的生长发育,决定人类机体的结构和机能。人类完整的基因组是指人类细胞中的 24 条不同的染色体,即 1—22 号常染色体,和 X 与 Y 染色体,及线粒体 DNA 所含遗传信息的总和。

基因组学(genomics)是从基因组整体层次上系统地研究各生物种群基因组的结构和功能及相互关系的科学。人类基因组学自然是以人类基因组为主要研究对象,其研究内容包括几个主要方面,即结构基因组学、功能基因组学和比较基因组学。

5. HGP 是美国科学家 1985 年率先提出、1990 年实施的、旨在阐明人类基因组 DNA 3.2×10^9 bp 序列,发现所有人类基因并阐明其在染色体上的位置,破译人类全部遗传信息,使得人类第一次在分子水平上全面的认识自我的一项宏伟的科学工程。

HGP 内容:测定组成人类基因组的全部 DNA 序列,从而为阐明人类所有基因的结构与功能,解码人类生命奥秘奠基;构建人类基因组遗传图,物理图,序列图,为最终完成基因图打下基础。

第三章

一、单选题

1. D 2. C 3. C 4. A 5. B 6. A 7. C 8. B 9. C 10. C
11. A 12. D 13. C 14. A 15. C 16. D

二、多选题

1. BCD 2. BCDE 3. AE 4. AE 5. BCDE 6. ABDE 7. AD
8. BCE

三、名词解释

1. 同义突变(same sense mutation):为碱基被替换之后,产生了新的密码子,但新旧密码子是同义密码子,所编码的氨基酸种类保持不变,因此同义突变并不产生突变效应。

2. 无义突变(non-sense mutation):是编码某一种氨基酸的三联体密码经碱基替换后,变成不编码任何氨基酸的终止密码 UAA、UAG 或 UGA。

3. 错义突变(missense mutation):是编码某种氨基酸的密码子经碱基替换以后,变成编码另一种氨基酸的密码子,从而使多肽链的氨基酸种类和序列发生改变。

4. 移码突变(frame-shift mutation):是由于基因组 DNA 链中插入或缺

失 1 个或几个(非 3 或 3 的倍数)碱基对,从而使自插入或缺失的那一点以下的三联体密码的组合发生改变,进而使其编码的氨基酸种类和序列发生变化。

5. 动态突变(dynamic mutation):为串联重复的三核苷酸序列随着世代的传递而拷贝数逐代累加的突变方式。

6. 碱基替换(base substitution):DNA 分子中一个碱基对被另一个不同的碱基对所替代,称为碱基替换,包括转换和颠换两种方式。

7. 转换(transition):是一种嘌呤-嘧啶对被另一种嘌呤-嘧啶对所替换。

8. 颠换(transversion):是一种嘌呤-嘧啶对被另一种嘧啶-嘌呤对所替换。

四、问答题

1. 基因突变主要指基因组 DNA 分子在结构上发生碱基对组成或序列的改变,它通常只涉及某一基因的部分变化。一般可以将基因突变分为静态突变和动态突变。静态突变又包括点突变和片段突变,点突变是 DNA 链中一个或一对碱基发生的改变,它包括碱基替换和移码突变两种形式;片段突变是 DNA 链中某些小片段的碱基序列发生缺失、重复或重排。

动态突变是串联重复的三核苷酸序列随着世代的传递而拷贝数逐代累加的突变方式。

2. DNA 分子中一个碱基对被另一个不同的碱基对所替代,称为碱基替换。这是 DNA 分子中发生的单个碱基的改变,故又称为点突变(point mutation)。它包括转换和颠换两种方式。组成 DNA 分子的碱基对中,一种嘌呤替换另一种嘌呤,或者一种嘧啶替换另一种嘧啶,叫做转换(transition)。一种嘌呤替换一种嘧啶,或者一种嘧啶替换一种嘌呤,叫做颠换(transversion)。转换较颠换多见。

动态突变(dynamic mutation)是指组成 DNA 分子中的核苷酸重复序列拷贝数发生不同程度的扩增。从不稳定三核苷酸到三十三个核苷酸数目不等的重复序列,其中一些是微卫星 DNA 或称为短串联重复序列。

动态突变的发生是一种多步骤过程。首先包括重复拷贝数或碱基组成发生低频率的、少量的改变,从而产生相对不稳定数量的完全重复序列。随着重复拷贝数的进一步增加,这些含重复序列的等位基因将变得不稳定。在动态突变疾病的病例中,存在发病年龄与重复序列拷贝数的关系。

动态突变的类型除了三核苷酸重复扩增以外,其他类型重复碱基片段的扩增也可致病。

3. 生物体内存在着多种 DNA 修复系统,当 DNA 受到损伤时,在一定条件下,这些修复系统可以部分地修正 DNA 分子的损伤,从而大大降低突变所引起的有害效应,保持遗传物质的稳定性。紫外线引起的 DNA 损伤主要通过光复活修复、重组修复、切除修复等修复机制进行修复;电离辐射引起的 DNA 损伤通过超快修复、快修复和慢修复机制进行修复。

4. ① 多向性。同一基因座上的基因可独立发生多次不同的突变而形成复等位基因。

② 重复性。对于任何一个基因位点来说,突变并不是只发生一次或有限几次,而总以一定的频率反复发生。

③ 随机性。突变的发生,对于不同个体、细胞或不同基因来说,都是随机的。

④ 稀有性。基因突变在自然界是稀有的,各种基因在一定群体中都有一定的自发突变率(或称突变率)。

⑤ 可逆性。基因发生突变的方向是可逆的,即基因 A 可以突变为其等位基因 a,反过来,基因 a 也可以突变成等位基因 A。前者称为正突变,后者称回复突变,一般正突变率远远超过回复突变率。

⑥ 有害性。基因突变会导致人类许多疾病的发生,人类绝大多数遗传病是由基因突变引起的。

5. 碱基替换:某个碱基被另一个碱基所取代。嘌呤或嘧啶之间的取代为转换;嘌呤与嘧啶之间的取代为颠换。

遗传效应有:

碱基替换对三联体密码编码效应的影响:

(1) 同义突变(same sense or synonymous mutation):指虽然基因已发生突变,但仍编码同一种氨基酸,这是因为密码子有简并性。

(2) 无义突变(nonsense mutation):是指由于突变而使其某一编码子突变为终止密码子(UGA,UAG,UGG)。

(3) 错义突变(missense mutation):又称歧义突变,是指由于突变而导致多肽链上氨基酸的改变,大多数的突变属于此类。

(4) 终止密码突变(延长突变 elongation mutation):这是一类刚好与无义突变相反的突变,是由于终止密码子突变为编码子,使肽链延长。

第四章

一、单选题

1. B　2. A　3. D　4. C　5. E　6. D　7. D　8. A　9. B　10. D

11. A 12. B 13. C 14. D 15. A 16. B 17. D 18. C 19. A
20. B 21. B 22. D 23. C 24. A 25. B 26. A 27. E 28. C
29. B 30. E 31. B 32. D 33. E 34. A 35. C

二、多选题

1. BD 2. ABCD 3. CE 4. CDE 5. ABCDE 6. ABDE
7. ABCDE 8. ABCD 9. BCD 10. ABCDE 11. ABCD 12. BD
13. AD 14. BC 15. AD 16. ABC 17. AB 18. BC 19. ABC
20. ABC

三、填空题

1. 0；100％

2. 常染色体显性遗传；常染色体隐性遗传；X连锁隐性遗传；X连锁显性遗传；Y连锁遗传

3. 完全显性遗传；延迟显性；不完全显性；共显性和不规则显性

4. A血型；B血型；O血型；AB血型

5. $X^hX^h；X^HX^h；X^hY$。

四、名词解释

1. 携带者(carrier)：表型正常而带有致病基因或异常染色体的个体,称为携带者。

2. 系谱(pedigree)：在初步确认一种病可能是遗传病后,对患者家族成员的发病情况进行全面调查,绘成系谱,根据系谱特征进行分析,确定单基因病的遗传类型和方式。

3. 先证者(proband)：指在对某个遗传性状进行家系调查时,其家系中第一个被确诊的那个人。

4. 亲缘系数(Coefficient of relationship)：亲缘系数是指有共同祖先的两个人在某一位点上具有同一基因的概率。

5. 半合子(hemizygote)：男性只有一条X染色体,其X染色体上的基因在Y染色体上缺少与之对应的等位基因,称半合子。

6. 表现度(expressivity)：致病基因的表达程度。

7. 外显率(penetrance)：某一显性基因(杂合状态下)或纯合隐性基因在一个群体中得以表现的百分比。

8. 基因的多效性(Genic Pleiotropy)：基因的多效性是指一个基因可以决定或影响多个性状。

9. 遗传异质性(genetic heterogeneity)：是一个性状可以由多个不同的基

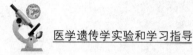

因控制。

10. 从性遗传(sex-conditioned inheritance)：常染色体的基因在不同性别个体中表现差异的现象。

11. 限性遗传(sex-limited inheritance)：常染色体基因只在一种性别的个体上表达的现象。

12. 拟表型(phenocopy)：由于环境因素的作用使个体的表型恰好与某一特定基因所产生的表型相同或相似，这种由环境因素引起的表型称为拟表型或表现型模拟。

13. 交叉遗传(Criss-cross Inheritance)：在 X 连锁遗传中，男性的致病基因只能从母亲传来，将来也只能传给女儿，不存在男性到男性的传递，这种现象称为交叉遗传。交叉遗传是 X 连锁遗传的共同特点。

五、问答题

1. 该病(AR)的发病率为 1/10 000。

a 的频率为 1/100，群体携带者(Aa)的频率为 1/50

在家族无患者且随机婚配时，其子代的发病风险为：$1/50 \times 1/50 \times 1/4 = 1/10\ 000$

堂兄妹婚配时，子代的发病风险为：$1/50 \times 1/8 \times 1/4 = 1/1\ 600$

$100/16 = 6.25$（近亲婚配出生患儿的概率比非近亲的高 6.25 倍多）

2. AR 遗传。由于群体患病率为 1/10 000，即 $aa = 1/10\ 000$，$a = 1/100$，$A = 99/100$，群体中携带者频率 $Aa = 2 \times (1/100) \times (99/100) = 1/50$。由于 Ⅱ3 是 aa，所以 Ⅱ2 和 Ⅱ5 是 Aa 的几率为 2/3。Ⅲ1 是 Aa 的几率是 1/3。Ⅲ2 是 Aa 的几率是 1。所以 Ⅳ1 患白化病(aa)的风险是 $1/4 \times 1/3 = 1/12$。Ⅲ3 患白化病的风险是 $1/4 \times 2/3 \times 1/50 = 1/300$。

3. 该病(AR)的发病率为 1/10 000。

a 的频率为 1/100，群体携带者(Aa)的频率为 1/50，Ⅰ1 和 Ⅰ2 均为携带者，Ⅱ2 为携带者的可能性为 2/3；Ⅱ2 与和 Ⅱ3 婚配，子女患病风险为：$1/50 \times 2/3 \times 1/4 = 1/300$。

4. Lyon 假说的主要内容是：

① X 染色体失活是随机的；

② 失活发生在胚胎发育第 16 天；

③ 失活是完全的，永久的，克隆式的。

Lyon 假说的修正：

① X 染色体失活并不是完全的，约 1/3 基因能够逃逸失活，因而部分 X

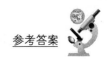

染色体等位基因相互作用的现象仍然存在。

② X 染色体失活并非完全随机,优先失活的有:缺失的 X 染色体;当 X 染色体有平衡易位时,正常的 X 染色体。

5. 完全显性:杂合子和显性纯合子有相同的表型。既 AA 的表现与 Aa 相同。如并指症Ⅰ型。

不完全显性:杂合子的表型介于显性纯合子和隐性纯合子之间,又称半显性。如软骨发育不全。

共显性:指一对等位基因之间,没有显性和隐性的区别,在杂合时两种基因的作用都完全表现出来。例如 MN 血型。

不规则显性:杂合子的显性基因由于某种原因不表现出相应的性状,因此有可能在系谱中出现隔代遗传的现象。如多指症。

延迟显性:带有显性致病基因的个体,需要到一定的发育阶段才发病的现象。如 Huntington 舞蹈病。

6. 遗传异质性:某一性状可以由不同的基因控制产生的现象。

基因多效性:一个基因的作用引起的多种效应的现象。

拟表型:环境因素的作用与某一基因的作用相一致的现象。

遗传印记:来源不同(父方、母方)的基因所表现出功能的差异。

遗传早现:某些 AD 遗传病一代比一代发病早的现象。

限性遗传:常染色体基因只在一种性别的个体上表达的现象。

从性遗传:常染色体的基因在不同性别个体中表现差异的现象。

X 染色体失活:女性的两条 X 染色体在胚胎发育中,一条随机失活(Lyon 假说);

X 染色体失活可在 $X^A X^a$ 携带者中表现出部分症状。

7. 单基因遗传病:① 单对基因控制;② 质量性状;③ 遵循孟德尔遗传规律;④ 主要由遗传因素起作用。

多基因遗传病:① 多对基因控制;② 数量性状;③ 不遵循孟德尔遗传规律;④ 具有共显性、微效性、累积性;⑤ 遗传因素和环境因素共同作用。

8. 白化病为 AR 遗传方式,可生出患病女儿,而父母表型正常,则父母均为致病基因携带者,常染色体均为杂合子;色盲为 XR 遗传方式,儿子患病,则性染色体父亲正常,母亲为杂合子携带者,显示为:$AaX^A X^a$ 与 $AaX^a Y$ 婚配,就可以生出患有白化病的女儿 aa 和色盲儿子 $X^a Y$。

9. ① 此病为 AR 遗传;

② Ⅰ3 与Ⅰ4 的基因型均是 Aa,Ⅱ3 为携带者的概率是 2/3;

③ Ⅰ3与Ⅱ2亲缘系数为1/4,Ⅱ2与Ⅱ3婚配,所生子女发病风险:$2/3 \times 1/4 \times 1/4 = 1/24$;

④ 此病发病率为1/10 000,a概率为1/100,群体携带者的概率为1/50, Ⅱ2随机婚配,子女发病风险:$1/4 \times 1/50 \times 1/4 = 1/800$

Ⅱ3随机婚配,子女发病风险:$2/3 \times 1/50 \times 1/4 = 1/300$

⑤ 若Ⅱ5不患病,Ⅱ2与Ⅱ3亲缘系数为1/8,

Ⅱ2与Ⅱ3结婚所生子女发病风险:$1/50 \times 1/8 \times 1/4 = 1/1\ 600$

第五章

一、单项题

1. D 2. B 3. D 4. A 5. D 6. D 7. B 8. A 9. B 10. A
11. C 12. B 13. E 14. A 15. E 16. B 17. D 18. D 19. C
20. A

二、多项题

1. AC 2. BCDE 3. BCE 4. ABCDE 5. BCD 6. ABCE

三、填空题

1. 遗传因素;环境因素;易患性

2. 遗传度

3. 共显性;微效基因;累积效应

四、名词解释

1. 多基因病(Polygenic disorders):由两对以上等位基因和环境因素共同作用所致的疾病,称为多基因病。

2. 数量性状(quantitative character):即多基因性状,性状间只有量或程度上的差别,无质的不同,界限不明,不易分类,性状变异是连续的。

3. 质量性状(qualitative character):单基因遗传的性状在群体中,往往可以分出具有和不具有该性状的2—3个小群体(全或无),也就是说,这一性状的变异在一个群体中的分布是不连续的,这2—3群之间差异有着统计学上的意义。所以,单基因遗传的性状也称为质量性状(qualitative character)。

4. 易患性(liability):是指在多基因遗传中,遗传因素与环境因素共同作用,决定一个个体是否易于患病的可能性。

5. 阈值(threshold):一个个体的易患性高达一定限度时,此个体将患病,此限度为阈值。

6. 遗传度（heritability）：在多基因遗传病中，易患性的高低受遗传基础和环境因素的双重影响，其中遗传基础所起作用的大小程度称为遗传度或遗传率。

7. 多基因遗传（polygenic inheritance）：受两对以上共显性的微效基因的累加作用，并受环境因素影响的性状或疾病称多基因遗传。

五、问答题

1. 多基因遗传具有 3 个特点：① 两个极端变异的个体杂交后，子 1 代都是中间类型，也有一定的变异范围；② 两个子 1 代个体杂交后，子 2 代大部分也是中间类型，子 2 代将形成更广范围的变异；③ 在随机杂交的群体中，变异范围广泛，大多数个体接近于中间类型，极端变异的个体很少。

多基因遗传病具有 5 个特点：① 受群体患病率影响，表现为常见病其亲属患病率较高，少见病其亲属患病率较低，但两者间的关系不完全成正比。② 发病有家族聚集倾向，患者亲属的发病率高于群体发病率，但绘制成系谱后，不符合任何一种单基因遗传方式，同胞中的发病率远低于 1/2 或 1/4；③ 受亲属等级影响，亲属关系愈密切，患病率愈高。随着亲属级别的降低，患者亲属的发病风险迅速降低，群体发病率越低的病种，这种特征越明显；④ 近亲婚配时，子女发病风险也增高，但不如常染色体隐性遗传病那样显著；⑤ 发病率存在着种族差异。

2. 估计多基因遗传病患者一级亲属的发病风险的方法：

① 多基因遗传病的发病风险与遗传率密切有关

群体易患性和患者一级亲属的易患性均呈正态分布。在相当多的多基因病中，群体患病率为 $0.1\% \text{—} 1\%$，遗传率为 $70\% \text{—} 80\%$，患者一级亲属的患病率（qr）近于群体患病率（qg）的开方，即 $qr = \sqrt{qg}$；当遗传率低于 $70\% \text{—} 80\%$ 时，患者一级亲属的患病率低于群体患病率的开方值。因此，有了群体患病率和遗传率，即可对患者一级亲属患病率作出适当估计。

② 多基因病有家族聚集倾向

由于多基因病有家族聚集倾向，所以患者亲属的患病率高于群体患病率，但亲属患病率随着与先证者的亲属关系级数递增而剧减，并向着群体患病率靠拢。

③ 家属中多基因病患者的成员越多患病危险率也越高

家庭中有两个患者比有一个患者的患病危险率高。

④ 多基因病患者病情越严重亲属再病风险率越高

⑤ 群体患病率较低即阈值较高的那种性别罹患，则患者亲属的发病风险

较高。这种情况又称为卡特效应(Carter effect)。

如上所述,鉴于多基因病的传递符合数量遗传性状规律,因而呈现这些特点。又由于它不像单基因遗传病那样相对地较容易认识和较方便地推算子代的发病机率,所以,对于多基因病亲属发病风险率的估计必须根据上述特点及有关资料和数据进行具体分析。

3. 多基因遗传假说的要点如下:

① 数量性状是由许多效应微小的基因控制;

② 这些微效基因的效应相等且相加,故又称累加基因,在世代相传中服从孟德尔原理,即分离规律和自由组合规律,以及连锁互换规律;

③ 这些基因间一般没有显隐性区别;

④ 数量性状同时受到基因型和环境的作用,而且数量性状的表现对环境影响相当敏感。

⑤ 假说的实质—数量性状由大量微效基因控制。

第六章

一、单选题

1. C 2. B 3. D 4. B 5. C 6. D 7. B 8. C 9. C 10. D
11. A 12. A 13. C 14. C 15. A

二、多选题

1. ABDE

三、填空题

1. 增高;

2. 遗传平衡群体;

3. 0.04;

4. 生殖能力;

5. 快;慢;

6. 小群体;

7. 有害基因;

8. 基因频率;

四、名词解释

1. 亲缘系数(relationship coefficient):指两个人从共同祖先获得某基因座的同一等位基因的概率。

2. 近婚系数(coefficient of inbreeding, F):指近亲婚配使子女中得到这

样一对相同基因的概率。

3. 适合度(fitness，f)：为某一基因型的个体在同一环境条件下生存并将其传递给下一代的能力，其大小用相对生育率来衡量。

4. 选择系数(selection coefficient，S)：指在选择作用下适合度降低的程度。

5. 遗传负荷(genetic load)：指群体中的有害基因或致死基因的存在使群体的适合度降低的现象，一般以平均每个人携带有害基因的数量来表示。

6. 突变负荷(mutation load)：就是由于基因的有害或致死突变而降低了适合度，给群体带来的负荷。

五、问答题

1. 已知：苯丙酮尿症为 AR，群体发病率为 $1/10\ 000$；$q^2 = 20/200\ 000 = 1/10\ 000$，

则：$q = 1/100$，即：频率是 $1/100$。

已知：$f = 0.2$，则：$s = 1 - f = 1 - 0.2 = 0.8$；所以，遗传平衡时，苯丙酮尿症的致病基因突变率为：$u = s \times q^2 = 0.8 \times 1/10\ 000 = 80 \times 10^{-6}$/代。

2. 因为该男子外祖母是一白化病患者，其母亲一定为携带者，所以该男子为白化病携带者的频率是 $1/2$；同理：他姨表妹为携带者的概率也是 $1/2$；

那么：他们婚后生出白化病患儿的风险为：$1/4 \times 1/2 \times 1/2 = 1/16$。

3. 已知该病发病率为：$1/10\ 000$，$q^2 = 1/10\ 000$，$q = 0.01$，

正常男子与其舅表妹结婚，子女患该病的风险为：$pq/16 + q^2 = 0.09 \times 0.01/16 + 0.01 \times 0.01 = 0.000\ 718\ 15$

与无血缘关系的女子结婚，子女发病风险是：$q^2 = 0.000\ 1$

两者之比：$(pq/16 + q^2)/q^2 = 0.000\ 718\ 15/0.000\ 1 = 7.181\ 5$

比随机婚配高 $6.181\ 5$ 倍：$7.181\ 5 - 1 = 6.181\ 5$

即近亲婚配子女发病风险增加了 $6.181\ 5$ 倍。

4. 该病发病率为：$10/947\ 05 = 0.000\ 106\ 3$，所以：$H = 0.000\ 106\ 3$

已知软骨发育不全为常染色体显性遗传病，$S = 0.80$

所以该病的致病基因突变率为：

$v = S \times H/2 = 0.80 \times 0.000\ 106\ 3 = 0.000\ 042\ 5 = 42.5 \times 10^{-6}$/代

5. 已知 $q = 0.01$，$q_n = 0.005$　所以：$n = (1/q_n) - (1/q) = (1/0.005) - (1/0.01) = 100$

6. 已知 $q = 0.01$，突变率 $u = 50 \times 10^{-6}$/代，增加一倍后的基因频率为：0.02

所以：$0.01 + 50 \times 10^{-6} \times n = 0.02$

$n = (0.02 - 0.01) / 0.00005 = 200$

即：要经过 200 代致病基因频率才能增高一倍。

第七章

一、单选题

1. A　2. A　3. C　4. C　5. A　6. B　7. C　8. D　9. B　10. B
11. E　12. D　13. C　14. A　15. A　16. B　17. C　18. E　19. E　20. B

二、多选题

1. CE　2. ABD　3. B　4. CD　5. ABCDE　6. BCDE　7. ABCD
8. ABCE　9. CDE　10. BCE

三、名词解释

1. 分子病(molecular disease)：由于基因突变导致蛋白质分子结构功能或合成量的异常所引起的疾病称为分子病。

2. 先天性代谢缺陷病(inborn errors of metabolism)：也称遗传性酶病，基因突变导酶的结构功能或合成量的异常，引起相应的代谢紊乱而引起的一类疾病，称为先天性代谢缺陷病(遗传性酶病)。

3. 融合基因(fusion gone)：两个非同源基因部分片段拼接而成的基因称为融合基因。

4. 地中海贫血(thalassomia)：是由于某种或某些珠蛋白链合成速率降低，结果一些肽链缺乏，另一些肽链相对较多，出现肽链数量的不平衡，导致溶血性贫血。

5. 血红蛋白病(hemoglobin opathy)：是由于血红蛋白分子合成异常而引起的疾病。血红蛋白病又分为异常血红蛋白病和地中海贫血综合征。

四、问答题

1. ① 血红蛋白分子合成异常引起的疾病称血红蛋白疾病；② 血红蛋白疾病分为血红蛋白病和地中海贫血两类。

2. 血红蛋白疾病的分子基础是珠蛋白基因的突变或缺陷所致。其中① 血红蛋白病为血红蛋白分子的珠蛋白肽链结构异常，而影响到血红蛋白的溶解度、稳定性等生物学功能；② 地中海贫血的特征是珠蛋白肽链合成速度的降低，导致 α 链和非 α 链合成的不平衡，在临床上表现为溶血性贫血。

3. 先天代谢病引起疾病的途径有：① 产物缺乏，如白化病为黑色素生产障碍；② 底物堆积，如半乳糖血症，为有害底物半乳糖-1-磷酸和半乳糖在血液中的堆积所致的疾病；③ 激发次要代谢途径的开放，中间代谢产物的堆积，如苯丙酮尿症患者体内苯丙酮酸的堆积对神经产生毒性作用；④ 酶缺陷导致反馈抑制减弱。如先天性肾上腺皮质增生症。

4. 分子病有：(1) 血红蛋白病，(2) 血浆蛋白病，(3) 受体蛋白病，(4) 膜转运蛋白病，(5) 结构蛋白缺陷病；先天性代谢病有：(1) 糖代谢缺陷病，(2) 氨基酸代谢缺陷病，(3) 核酸代谢缺陷病。

5. 以镰形细胞贫血症为例，阐述分子病的发病机理。

分子病通常由基因缺陷导致蛋白质分子结构或合成量异常所引起。例如镰形细胞贫血症，它是因 β 珠蛋白基因突变所引起的一种疾病。患者 β 珠蛋白的第 6 位密码子由正常亲水的谷氨酸 GAG 变成了疏水的缬氨酸 GTG，形成 HbS，导致其溶解度下降。在氧分压低的毛细血管，HbS 聚合，使红细胞镰变，变形能力降低。当它们通过狭窄的毛细血管时，易挤压破裂，引起溶血性贫血。此外，镰形细胞引起血黏性增加，易引起微细血管栓塞，致使组织局部缺血缺氧，甚至坏死、产生肌肉骨骼痛、腹痛等现象。

6. 由于编码苯丙氨酸羟化酶的基因突变导致苯丙氨酸羟化酶遗传性缺乏，使得苯丙氨酸的主要代谢途径受阻，不能转变生成酪氨酸而在血中累积。过量的苯丙氨酸于是进入旁路代谢，经转氨酶催化生成苯丙酮酸，再经氧化、脱羧产生苯乳酸和苯乙酸等旁路副产物，从而引起一系列的表型反应：① 旁路副产物可抑制酪氨酸酶，使酪氨酸生成黑色素的代谢途径受影响，故患者皮肤、毛发及视网膜颜色较浅；② 旁路副产物通过抑制 5-羟色胺脱羟酶和 L-谷氨酸脱羟酶的活性使 5-羟色胺和 γ-氨基丁酸的生成减少，从而使脑发育障碍；③ 旁路副产物有特殊的臭味，并可随尿和汗液排出，使尿和汗液呈腐臭味。

第八章

一、单选题

1. A 2. D 3. C 4. E 5. A 6. D 7. B 8. B 9. E 10. E 11. B 12. B

二、多选题

1. ACDE 2. ACD 3. ABD 4. ABCDE 5. ABD

三、名词解释

1. 母系遗传(maternal inheritance)：是指母亲将 mtDNA 传递给她的儿子和女儿，但只有女儿能将其 mtDNA 传递给下一代。

2. Leber 遗传性视神经病(leber hereditary optic neuropathy，LHON)主要症状为视神经退行性变,故又称 Leber 视神经萎缩。临床表现为双侧视神经严重萎缩引起的急性或亚急性双侧中心视力丧失,可伴有神经、心血管、骨骼肌等系统异常。

3. 异质性(heteroplasmy):是在克隆和测序的研究发现一些个体同时存在两种或两种以上类型的 mtDNA。

4. 同质性(homoplasmy):如果统一组织或细胞中的 mtDNA 分子都是一致的称为同质性。

5. 线粒体病(mitochondrial disease):广义的线粒体病指以线粒体功能异常为病因学核心的一大类疾病,包括线粒体基因组、核基因组缺陷以及二者之间的通讯缺陷。狭义的线粒体病仅指线粒体 DNA 突变所致的线粒体功能异常,为通常所指的线粒体病。线粒体 DNA 为呼吸链的部分肽链及线粒体蛋白质合成系统 rRNA 和 tRNA 编码,这些线粒体基因突变所导致的疾病也称为线粒体遗传病。

6. 阈值效应(threshold effect):在特定组织中,突变型 mtDNA 积累到一定程度,超过阈值时,能量的产生就会急剧地降到正常的细胞、组织和器官的功能最低需求量以下,引起某些器官或组织功能异常,称为阈值效应。

7. D 环区(displacement loop region，D-loop):又称非编码区或控制区,与 mtDNA 的复制及转录有关,包含 H 链复制的起始点(O_H)、H 链和 L 链转录的启动子(P_{H1}、P_{H2}、P_L)以及 4 个保守序列。

8. 线粒体 DNA 半自主性〔semiautomonous mtDNA(Mitochondrial DNA)〕:指 mtDNA 能够独立地复制,转录和翻译,但由于核 DNA 编码大量的维持线粒体结构和功能的大分子复合物及大多数氧化磷酸化的蛋白质亚单位,故其功能又受核 DNA 的影响。

四、问答题

1. ① mtDNA 具有半自主性;② 与 nDNA 的遗传密码和通用密码不同;③ mtDNA 为母系遗传:受精卵中的线粒体几乎全部来自卵子,因此,只有母亲的突变线粒体可以传给后代,临床上表现为母亲发病,子代可能发病,父亲发病,子代正常;④ 阈值效应:细胞中突变型 mtDNA 达到一定数量,能量代谢不足以满足细胞生命活动需要时,才会表现出临床症状;⑤ 高突变率:mtDNA 分子裸露;复制时长时间处于单链状态,分子不稳定;缺少有效的修复系统。

2. mtDNA 非编码区与 mtDNA 的复制及转录有关,包含 H 链复制的起始点(O_H)、H 链和 L 链转录的启动子(P_{H1}、P_{H2}、P_L)以及 4 个保守序列。

第九章

一、单选题

1. B　2. C　3. C　4. A　5. C　6. C　7. B　8. C　9. B　10. C
11. C　12. A　13. A　14. A　15. C　16. D　17. B　18. D　19. C　20. A

二、多选题

1. ABC　2. ABDE　3. ACE　4. ABD　5. ABCE　6. ABCD
7. ABCE

三、名词解释

1. 染色体组（chromosome set）：真核生物中，一个正常生殖细胞（精子和卵子，即配子）中所含的全套染色体称为一个染色体组。

2. 二倍体（diploid）：体细胞中含有两个染色体组的细胞称为二倍体，以 $2n$ 表示。

3. 常染色质（euchromatin）：在间期细胞核中呈松散状态，螺旋化程度低，染色较浅而均匀的部分称为常染色质，它含有单一或重复序列 DNA，具有转录活性，常位于间期细胞核的中央位置。

4. X 染色质（X-chromatin）：女性的两条 X 染色体中，只有一条 X 染色体有转录活性，另一条 X 染色体无转录活性，呈固缩状，形成在显微镜下可见的深染小体，又称为 X 小体。

5. 同源染色体（homologous chromo Somes）：在合子或体细胞中，染色体成对存在，每一对染色体由两条形态相似、功能相同的染色体组成，分别来自于父方和母方，这样的一对染色体称为同源染色体。

6. 核型（Kary otype）：将一个个体体细胞中的全部染色体按大小、形态特征等依次排列所形成的图像称为这个细胞的核型。一个细胞的核型一般能代表该个体的核型。

7. 核型分析（Karyotype analysis）：将待测细胞的核型进行染色体数目、形态特征的分析，确定其是否与正常核型完全一致，称为核型分析。

8. G 显带（G band）：将染色体标本用热、碱、胰酶、去垢剂或某些盐溶预先处理，再用 Giemsa 染料染色，可以使染色体沿其纵轴出现深浅相间的带纹，这一显带技术称为 G 显带。

9. 基因组（genome）：一个染色体组所包含的全部基因称为一个基因组。

10. 核小体（nucleosome）：核小体是染色质的基本结构单位。每个核小体分为核心颗粒和连接区两部分。核心颗粒的核心是由 4 种组蛋白(H2A、H2B、H3、H4 各 2 分子)组成的八聚体,其表面围以 1.75 圈的 DNA 双螺旋。八聚体和其外面包绕的 DNA 双链共同构成核心颗粒。

四、填空题

1. G 带

2. 1

3. 超螺线管

4. 染色体组;基因组

5. 随体;次缢痕;核仁组织区

6. 单倍体;n;二倍体;$2n$

7. 深;浅

8. 有丝分裂中期

9. 结构异染色质;孟德尔

10. 中央着丝粒染色体;亚中着丝粒染色体;近端着丝粒染色体

11. 46,XX;46,XY

12. 1 号染色体,短臂,3 区 1 带 1 亚带

13. C;G;无

14. D;G

15. 染色单体;姐妹染色单体

五、问答题

1. 莱昂假说的主要内容为:① 正常雌性哺乳动物的体细胞中,两条 X 染色体中只有一条 X 染色体在遗传上有活性,另一条在遗传上无活性;② X 染色体的失活是随机的;③ X 染色体的失活发生在胚胎发育的早期,约在受精后的第 16 天。④ 失活是永久的和克隆式的。

2. 染色质的四级组装模型认为,从 DNA 链到染色单体经历了 4 个主要阶段,即四级结构。核小体是染色质的基本结构单位。每个核小体分为核心颗粒和连接区两部分。核心颗粒的核心是由 4 种组蛋白(H2A、H2B、H3、H4 各 2 分子)组成的八聚体,其表面围以 1.75 圈的 DNA 双螺旋。八聚体和其外面包绕的 DNA 双链共同构成核心颗粒。相邻两个核小体之间由长约 60 bp 左右的 DNA 双链连接,组蛋白 H1 位于连接区 DNA 的表面。核小体是染色质的一级结构。核小体串珠状结构螺旋盘绕,形成螺线管。螺线管是染色质的二级结构。螺线管进一步螺旋化形成超螺线管,这是染色质的三级结构。超螺线管再进一步折叠螺旋,形成染色单体。染色单体是染色质的四级结构。

3. 常染色质是在间期细胞核中呈松散状态的部分,其螺旋化程度低,染色较浅而均匀,含有单一或重复序列 DNA,具有转录活性,常位于间期细胞核的中央位置。

异染色质在间期细胞核中呈凝集状态,其螺旋化程度较高,染色较深,含有重复 DNA 序列,为间期细胞核中不活跃的染色质,其 DNA 复制较晚,很少转录或无转录活性。多分布在核膜内表面。异染色质的特点为:① 间期凝集;② 遗传惰性(基因多不表达);③ 复制晚。

4. 显带染色体是将制备好的染色体用物理、化学等因素处理后,用特定染料进行染色,使染色体沿其纵轴出现明暗或深浅相间的带纹,这种染色体称为显带染色体。各条染色体经显带处理后,都能呈现出特异的带纹。同一对染色体带纹基本相同且稳定,不同对染色体的带纹不同,染色体显带技术可以清晰的识别每一条染色体并可用于诊断染色体异常疾病。常用的染色体显带技术包括:Q 显带、G 显带、R 显带、T 显带、C 显带、N 显带和染色体的高分辨显带。

第十章

一、单选题

1. B　2. D　3. C　4. B　5. A　6. B　7. B　8. D　9. B　10. A　11. C　12. D　13. B　14. C　15. D　16. B　17. D　18. A　19. A　20. D　21. A　22. D　23. C　24. C　25. D

二、多选题

1. ABCDE　2. ABCDE　3. ABE　4. DE　5. BD

三、名词解释

1. 嵌合体(mosaic):是指在一个个体内同时含有两种或两种以上不同核型的细胞系。

2. 罗伯逊易位(Robertsonian translocation,rob):罗伯逊易位又称为着丝粒融合(centric fusion),是相互易位的一种特殊形式。它是发生在近端着丝粒染色体(D组和 G 组)的一种易位形式。当两条染色体在着丝粒或着丝粒附近部位断裂,两个长臂彼此融合形成一条较大的衍生染色体,两条短臂也彼此融合形成一条较小的染色体,这条小染色体往往在随后的细胞分裂中丢失。

3. 亚二倍体(hypodiploid):在异倍体细胞中,细胞内染色体总数少于正常二倍体数目(46)的,称为亚二倍体。

4. 三体型(trisomy):体细胞中某对染色体多了 1 条,细胞染色体数目为 47(2n+1),称为三体型。

5. 假二倍体(pseudodiploid):有的细胞中染色体总数虽然是 46,但有的染色体数目增加,有的减少,增加和减少的数目正好相等,使染色体总数不变,但不是正常的二倍体,这种数目畸变称为假二倍体。

6. 易位(translocation, t):某条染色体上的断裂片段转移到另一条非同源染色体上,这种结构畸变方式称为易位。

7. 三倍体(triploid):含有三套染色体组或基因组的个体或细胞称为三倍体。

8. 染色体畸变(chromosome aberration):染色体畸变是指细胞内染色体发生数目或(和)结构上的异常改变。

9. 染色体丢失(chromosome loss):染色体丢失又称为染色体分裂后期延滞,是指在细胞有丝分裂过程中,某一染色体的姐妹染色单体由于某种原因未能随其他染色体一起移动进入子细胞中,从而导致某一子细胞中少了一条染色体而形成亚二倍体。

10. 环状染色体(ring chromosome, r):当一条染色体的长、短臂同时发生一次断裂,有着丝粒的两个断端彼此重新连接,可形成环状染色体。

四、填空题

1. 数目畸变;结构畸变

2. 自发突变;诱发突变

3. 2;1;四

4. 嵌合体

5. 双雄受精;双雌受精;核内复制;核内有丝分裂

6. 69;XXX;69;XYY;69;XXY

7. 69;XXX;69;XXY

8. 染色体畸变携带者

9. 双着丝粒染色体

10. 四射体;18;1;1

11. 罗伯逊

12. 末端缺失;中间缺失

13. 臂内倒位;臂间倒位

14. 染色体不分离;染色体丢失

15. 环状染色体

五、问答题

1. 染色体整倍体性改变是指染色体数目以单倍体(n)为基数,成倍的增加或减少。染色体数超过二倍体的整倍体称为多倍体。染色体整倍体性改变的机制主要有双雄受精、双雌受精、核内复制和核内有丝分裂等。

① 双雄受精是指受精时,二个正常精子同时进入同一个正常卵子中,每个生殖细胞都携带有一个染色体组,所形成的合子中就有三个染色体组,形成了三倍体。② 双雌受精是指一个二倍体卵子与一个正常精子结合受精,形成了三倍体的受精卵。③ 核内复制是指在一次细胞分裂时,DNA 复制了两次,而细胞只分裂了一次,从而形成了两个为四倍体的子细胞。核内复制可导致高染色体倍数的多倍体,多见于肿瘤细胞中。④ 核内有丝分裂是指细胞分裂时,DNA 正常复制了一次,但在分裂中,核膜未能正常消失,纺锤体也未形成,未出现后期的染色体分离和胞质分裂,从而使细胞的染色体数目加倍,形成四倍体。

三倍体的形成原因为双雄受精和双雌受精;四倍体的形成原因为核内复制和核内有丝分裂。

2. 某条染色体上的断裂片段转移到另一条非同源染色体上,称为易位。常见的易位方式有相互易位、罗伯逊易位、插入易位等。① 相互易位是指两条染色体同时发生一次断裂,断裂片段相互交换位置后重接,形成两条衍生染色体。由于相互易位不造成遗传物质的丢失,一般情况下个体表型正常,称为平衡易位携带者。虽然该个体表型正常,但在减数分裂时可形成染色体异常的配子。② 罗伯逊易位又称为着丝粒融合,是相互易位的一种特殊形式。它是发生在近端着丝粒染色体(D 组和 G 组)的一种易位形式。当两条染色体在着丝粒或着丝粒附近部位断裂,两个长臂彼此融合形成一条较大的衍生染色体,两条短臂也彼此融合形成一条较小的染色体,这条小染色体往往在随后的细胞分裂中丢失。由于近端着丝粒染色体短臂的遗传物质很少,两条长臂构成的较大的染色体几乎包含了所有的遗传物质,故罗伯逊易位携带者虽然只有 45 条染色体(少了两条近端着丝粒染色体,多了一条易位的衍生染色体),但表型一般正常,只有在形成配子的时候会出现异常,造成流产、死胎或先天畸形患儿出生。③ 插入易位是指两条染色体同时发生断裂,但只有其中一条染色体的片段插入到另一条染色体上。只有发生三次断裂,插入易位才能发生。结果造成一条染色体缺失,一条染色体插入易位。

3. 嵌合体是指在一个个体内同时含有两种或两种以上不同核型的细胞系。

嵌合体的产生原因包括有丝分裂时染色体不分离和染色体丢失。① 染色体不分离是指在细胞进入有丝分裂中、后期时，如果某一对姐妹染色单体彼此没有分离，而是同时进入一个子细胞，结果所形成的两个子细胞中，一个将因染色体数目增多而成为超二倍体，另一个则因染色体数目减少而成为亚二倍体，从而形成了嵌合体。② 染色体丢失又称为染色体分裂后期延滞，是指在细胞有丝分裂过程中，某一染色体的姐妹染色单体由于某种原因未能随其他染色体一起移动进入子细胞中，从而导致某一子细胞中少了一条染色体而形成亚二倍体。染色体丢失也是形成嵌合体的原因之一。

　　4. 染色体结构畸变的基础是染色体断裂和断裂后片段的非原位结合。

　　常见的染色体结构畸变的类型包括：缺失、倒位、重复、易位、环状染色体、双着丝粒染色体、等臂染色体等。

　　① 缺失：缺失是指染色体部分片段的丢失。按其断裂点的数量和位置可分为末端缺失和中间缺失两种。

　　② 倒位：某条染色体上发生两次断裂，两断裂点之间的片段旋转 180 度后重接，结果造成染色体基因顺序的改变，这种畸变方式称为倒位。倒位有臂内倒位和臂间倒位两种。

　　③ 重复：某一染色体片段出现两份或两份以上，便构成重复。当重复片段与原片段方向相同时，称为正向重复；方向相反时，称为反向重复。

　　④ 易位：某条染色体上的断裂片段转移到另一条非同源染色体上，称为易位。常见的易位方式有相互易位、罗伯逊易位、插入易位等。

　　⑤ 环状染色体：当一条染色体的长、短臂同时发生一次断裂，有着丝粒的两个断端彼此重新连接，可形成环状染色体。

　　⑥ 双着丝粒染色体：两条染色体断裂后，具有着丝粒的两个片段相互连接，形成一个含有两个着丝粒染色体，即为双着丝粒染色体。

　　⑦ 等臂染色体：一条染色体的长臂、短臂在遗传和形态上均相同的染色体，称为等臂染色体。

第十一章

一、单选题

1. B　2. A　3. C　4. C　5. B　6. E　7. A　8. C　9. A　10. E　11. C　12. C　13. B　14. B　15. E　16. B　17. D　18. E　19. B　20. B　21. D　22. D　23. C　24. D　25. D

二、多选题

1. ACE 2. ACE 3. ACD 4. AC 5. ABE 6. ABCDE 7. ABD

三、名词解释

1. 染色体病(chromosomal disorder):由染色体数目或结构异常而引起的疾病称为染色体病

2. Down 综合征(Down Syrdrowe, DS):21 三体综合征(trisomy 21 syndrome)又称 Down 综合征(Down syndrome,DS)、先天愚型,是最常见、最重要也是发现最早的染色体病。该病 1866 年由英国医生 Down 首先描述,故又命名为 Down 综合征。1959 年法国遗传学家 Lejeune 证实该病的病因是多了一组 G 组染色体,后经确定是 21 号染色体。

3. 猫叫综合征(cridu-chat syndrome, CDCS):5p—综合征(chromosome 5p deletion syndrome),为最常见的缺失综合征,是由 5 号染色体短臂缺失所引起的较为罕见的常染色体病。1963 年,Lejeune 等首先报导,因患儿哭声似小猫叫声,故又命名为猫叫综合征(cridu-chat syndrome,CDCS)。

4. 平衡易位携带者(balanced tronslaction carrier):在染色体平衡易位畸变中,一般都没有遗传物质的丢失,所以个体的表型正常,为平衡易位携带者。平衡易位携带者可能给后代带来患染色体病的高度风险

5. Turner 综合征(Turner syndrome):于 1938 年由 Turner 首先描述而得名,又称为女性先天性性腺发育不全或先天性卵巢发育不全综合征。1954 年,Polani 发现患者细胞核 X 小体阴性,1959 年 Ford 证明其核型为 45,X,故又称为 45,X 或 45,XO 综合征。

6. Klinefelter 综合征(Klinefelter syndrome):1942 年由 Klinefelter 等首次报道而命名。该病又称为先天性睾丸发育不全或原发性小睾丸症。1959 年 Jacob 证实其核型为 47,XXY,故又名 XXY 综合征。患者的性染色体组成为 XXY,比正常男性多了一条 X 染色体,细胞内 X 小体、Y 小体各有一个。

四、问答题

1. 21-三体的分类:

1) 纯合型——核型为 47,XX(XY),+21

大部分的 21-三体为纯合型,发病原因 95% 为母亲发生了染色体不分离,且发生在第一次减数分裂。极少一部分为遗传的,既母亲为 21-三体。

2) 嵌合型——核型为 47,XX(XY),+21/46,XX(XY)

在胚胎发育中某一时刻发生了染色体不分离,形成嵌合体。嵌合体的临床表现较纯合体轻,发病程度与异常核型细胞比例有关。

3）易位型——核型为 46,XX(XY),−14,+rob(14;21)

易位型可以是 D/G 易位,也可以是 G/G 易位。D/G 易位型 21 -三体有 45％是由平衡易位携带者遗传而得。55％为新发生的。96％ G/G 易位型 21 -三体是新发生的。

2. 临床表现:本病最大特点是智力低下。

1）特殊面容—眼距宽、鼻塌平、口半开、流口水、耳廓小、手足短。

2）发育不良、肌张力低、关节松弛、新生儿有第三囟门。

3）部分患者有特殊肤纹,如通贯手、atd 角达 64°(正常人 41°)。

4）半数患者伴有先天性心脏病,白血病发病率高于正常 20 倍。男性基本无生育能力,女性少数可有生育能力。大部分寿命不长,少数可达 50 岁以上。

5）先天智力低下。生活自理能力较差。

6）性格活泼,喜好模仿。

3. 如果父母之一是 21/21 平衡易位携带者时:① 1/2 胎儿将因核型为 21 单体而流产;② 1/2 核型为 46,−21,+t(21q21q),活婴将 100％为 21/21 易位型先天愚型患儿。所以 21/21 平衡易位携带者不应生育。

第十二章

一、单选题

1. B 2. A 3. C 4. B 5. A 6. A 7. A 8. B 9. D 10. C 11. B 12. A 13. E 14. B 15. B 16. B 17. B

二、多选题

1. ABCD 2. CDE 3. AC 4. ABD 5. ACD 6. ABC 7. ABC 8. AB

三、名词解释

1. 癌家族(cancer family):是指在一个家系中恶性肿瘤的发病率高并且发病较早的现象。

2. 家族性癌(familial carcinoma):是指一个家族中有多个成员罹患同一类型的肿瘤。

3. 癌基因(oncogenes):是指能引起细胞恶性转化的基因,往往是正常的原基因的细微变异体。

4. 抑癌基因(tumor seppressor genes):也称抗癌基因或隐性癌基因,它存在于正常细胞中,可替代癌细胞的缺损功能,对细胞生长具有正常调节作用的一类基因。

5. 原癌基因(proto-oncogenes):是指存在于正常细胞中,与癌基因极相似的,具有转化潜能的基因。原癌基因可被激活成癌基因,并导致细胞的恶性转化。

6. Ph 染色体(Philadelphia chromosome):慢性粒细胞性白血病患者存在 22 号染色体长臂易位至 9 号染色体,形成一个小于 G 组的异常染色体,这个异常染色体因在美国费城首次报道而得名,命名为 Ph 染色体(Philadelphia chromosome)。

7. 干系(stem line):在某些肿瘤中,如果某些细胞系生长占优势或细胞百分比占多数,此细胞系就称为该肿瘤的干系(stem line),干系的染色体数目称为众数(modal number);细胞生长处于劣势的其他核型的细胞系称为旁系(side line)。

8. 标记染色体(marker chromosome):在肿瘤细胞中常见到结构异常的染色体,如果一种特定的异常染色体较多地出现在某种肿瘤的细胞内,就称为标记染色体(marker chromosome)

四、问答题

1. ① 点突变:原癌基因中由于单个碱基突变而改变编码蛋白的功能,或使基因激活并出现功能变异;② 染色体易位:由于染色体断裂与重排导致细胞癌基因在染色体上的位置发生改变,使原来无活性或低表达的癌基因易位至一个强大的启动子、增强子或转录调节元件附近,或由于易位而改变了基因的结构并与其他高表达的基因形成所谓的融合基因,进而控制癌基因的正常调控机制的作用减弱,并使其激活及具有恶性转化的功能;③ 基因扩增:细胞癌基因通过复制可使其拷贝数大量增加,从而激活并导致细胞恶性转化;④ 病毒诱导与启动子插入:原癌基因附近一旦被插入一个强大的启动子,如逆转录病毒基因组中的长末端重复序列,也可被激活。

2. 按照其功能不同可以分为 4 大类:① 蛋白激酶类:产物生长因子受体→生长因子结合→形成蛋白质酪氨酸激酶→触发细胞内的一系列反应。例如:$ERBB_1$ 癌基因的产物为表皮生长因子受体;② 信号传递蛋白类:分为两种,一是与膜相联系的酪氨酸激酶→将 ATP 末端的磷酸基转移到其他蛋白质的酪氨酸残基上→改变其功能→影响细胞的生长和分化;二是细胞质的一类蛋白质丝氨酸/苏氨酸激酶→将 ATP 末端的磷酸基转移到其他蛋白质的丝氨酸或苏氨酸残基上→改变其功能→影响细胞的生长和分化;③ 生长因子类:某种生长因子→刺激细胞增生;④ 核内转录因子类:产物多与细胞核结合

→调节某些基因转录和 DNA 的复制→促进细胞的增殖。

3. 染色体的脆性部位是指染色体上的某一点,在一定条件下,易于发生变化而形成裂隙或断裂。可分为两大类即罕见型脆性部位和普通型脆性部位。

4. 遗传性恶性肿瘤的共同特征为:发病年龄低,多发或双侧发病,恶性程度高,而且呈常染色体显性遗传。

5. 染色体不稳定综合征是指一些疾病或综合征患者染色体有不稳定性,易于发生断裂、重排或有 DNA 修复缺陷。这种染色体的不稳定性具有共同的特点,即染色体易发生畸变或点突变,由此在这一基础上易发生肿瘤。

6. 抑癌基因是指存在于正常细胞中,对细胞生长具有正常(负)调控作用的,可替代癌细胞的缺损功能的一类基因。其在肿瘤的发展中处于隐性突变(失活)状态。抑癌基因的功能目前认为主要有(1)维持染色体的稳定性;(2)参与细胞的分化衰老;(3)参与细胞繁殖的控制、抑癌基因在肿瘤发生中往往因为发生点突变、缺失、丢失,而造成该基因的失活,丧失了对细胞分化、衰老及繁殖的负调控作用,即抑制转化并促使细胞转向正常的功能丧失。常用的寻找抑癌基因的方法及途径主要有:(1)体细胞杂交;(2)家族性癌分析;(3)杂合性丢失的分析。

7. ① 所有肿瘤都存在染色体畸变,只是复杂程度不同;② 染色体不稳定综合征患者易患肿瘤。③ 所有肿瘤均有异常的基因表达,通常涉及多个基因而不是单个基因的变化,而且变化的基因可能包括癌基因、抑癌基因、DNA 损伤修复基因和基因表达的调控序列;④ 突变基因的不同组合会产生不同的遗传效应,这与基因平衡、基因间相互作用有关;⑤ 某一基因突变会导致多种肿瘤发生,一种肿瘤会有多种基因的变化;

第十三章

一、单选题

1. A 2. B 3. A 4. B 5. A 6. D 7. A 8. A 9. A 10. A

二、多选题

1. CD 2. AB 3. AB 4. ABC 5. BDE 6. ABCDE 7. BCE
8. ABCD

三、名词解释

1. HLA 复合体(Haplotype):HLA 复合体是位于 6 号染色体上的紧密连锁的基因群,这种处于同一条染色体上连锁基因群称为单倍型

(haplotype),在遗传过程中,紧密连锁的基因群以单倍型为单位由亲代传给子代。

2. 孟买型(Bombay phenotype):是指某些 O 型个体中 H 抗原是阴性的,H 基因突变为无效的 h 基因,不能产生 H 抗原。尽管这样的个体可能含有 IA 或/和 IB 基因,但不能产生 A 抗原或/和 B 抗原。

3. 关联(association):是两个遗传性状在群体中实际同时出现的频率高于随机同时出现的频率的现象。

4. 等位排斥(allelic exclusion):是指 B 细胞中位于一对染色体上的轻链或重链基因,其中只有一条染色体上的基因得到表达。

5. 同型排斥(isotype exclusion):是指两种轻链之间的排斥,轻链有 κ 链和 λ 链,但一个 Ig 分子只能表达其中的一种,或是 κ 链,或是 λ 链。

6. 抗体的类型转换(class switching):是指 B 淋巴细胞克隆在分化过程中,VH 基因片段保持不变而发生 CH 基因片段的重排,从而使编码的基因产物中 V 区相同 C 区不同,即识别抗原的特异性相同,而 Ig 的类或亚类发生改变。

四、问答题

1. a. HLA 复合体是由一系列紧密连锁的基因群组成,大不多数基因位点上存在多个复等位基因。

b. 绝大多数个体在其两条染色体同一基因位点上的等位基因都不相同,即为该位点的杂合子。

c. 杂合位点的两个基因多是共显性的关系。

2. a. 组合造成的多样性。

b. N 区的插入。

c. 体细胞高频突变造成的多样性。

第十四章

一、名词解释

1. 药物遗传学(pharmacogenetics):是药理学与遗传学相结合发展起来的边缘学科,它研究机体的遗传因素对药物代谢和药物反应的影响,尤其是遗传因素引起的异常药物反应。

2. 葡萄糖- 6 -磷酸脱氢酶(glucose-6-phosphate dehydrogenase,G6PD)缺乏症:是一种主要表现为溶血性贫血的遗传病,一般平时无症状,但在吃蚕豆或伯氨喹啉类药物后出现血红蛋白尿、黄疸、贫血等急性溶血反应。

3. 药物遗传学多态性(pharmacogenetics polymorphism):是指在同一正常人群中,同一基因位点上多个等位基因作用,出现两种或两种以上基因型,由此导致机体对药物的应答出现多种表型。

4. 限制性片段长度多态性(Restriction Fragment Length Polymorphism,RFLP):限制性内切酶能识别 DNA 分子的特异序列,并在特定序列处切开 DNA 分子,RFLP 是根据不同个体基因组的限制性内切酶的酶切位点碱基发生突变,或酶切位点之间发生了碱基的插入、缺失,导致酶切片段大小或多少发生了变化,这种现象称之为限制性片段长度多态性。

二、问答题

1. 微卫星标记又称为短串联重复序列(simple tandem repeats,STRs)或简单重复序列(simple sequence repeats),是均匀分布于真核生物基因组中的简单重复序列,由 2—6 个核苷酸的串联重复片段构成,重复次数一般为 10—20 次,由于重复单位的重复次数在个体间呈高度变异性并且数量丰富,因此微卫星标记的应用非常广泛,比如,人群中进行个体药物多态性识别。

2. 药物在体内的吸收、分布和排泄过程通常是由转运蛋白参与完成,药物转运蛋白可以分为两个系统:泵入系统和泵出系统。前者包括① 有机阴离子转运体(OATP),主要参与肝细胞摄取和肾小管分泌等;② 有机阳离子转运体(OCT);③ 多肽转运蛋白(PEPT);④ 一元羧酸酯转运体(monocarboxylate transporter,MCT);后者主要为 ATP 结合盒转运体超家族,比如:① 多药耐药蛋白(Multidrug Re sistance Protein,MDR),其中的 MDR1 等又称为 P2 糖蛋白(P2gp),这类转运蛋白广泛存在于肠壁、胆管、肾小管、血脑屏障和肿瘤组织中,其作用是加速药物从这些组织的外排;② 多药耐药相关蛋白(Mul tidrug Resistance associated Protein,MRP),其作用与 MDR 类似,但两者的底物类型有所不同。

3. 进行药物代谢的酶主要存在于肝脏,可以分为Ⅰ相酶和Ⅱ相酶。Ⅰ相酶主要是细胞色素 P450 家族,通过对药物进行氧化、还原、水解或羟化作用来修饰功能基团使多数药物失活,少数例外被活化。此酶系统不稳定,个体差异大,且易受药物的诱导或抑制。Ⅱ相酶有谷胱甘肽-S-转移酶、N-乙酰转移酶(NAT)、尿苷二磷酸葡萄糖醛酸转移酶(UGT1A1)及硫嘌呤甲基转移酶(TPMT)等,其与药物的结合可以单独发生或发生在Ⅰ相酶代谢之后。通过代谢将大量内源性极性分子连接到药物分子上,促进药物排泄。

4. 离子通道型受体是一类自身为离子通道的受体,即配体门通道(ligand-gated channel)。主要存在于神经、肌肉等可兴奋细胞,其信号分子为神经递质。神经递质通过与受体的结合而改变通道蛋白的构象,导致离子通道的开启或关闭,改变质膜的离子通透性,在瞬间将胞外化学信号转换为电信号,继而改变突触后细胞的兴奋性。如:乙酰胆碱受体以三种构象存在,两分子乙酰胆碱的结合可以使之处于通道开放构象,但该受体处于通道开放构象状态的时限仍十分短暂,在几十毫微秒内又回到关闭状态。然后乙酰胆碱与之解离,受体则恢复到初始状态,做好重新接受配体的准备。

第十五章

一、名词解释

1. 行为(behavior):是生物个体或生物群体对环境的反应,所有生物体,包括人类,都具有行为,行为是生命现象的体现。

2. 内在动机行为(Intrinsic motivation behavior):是生物的本能行为,它是一种引起和维持个体活动,并使活动朝向某一目标的内部动力,主要包括自身的节律、摄食行为、性行为和防御行为。

3. 利手(handedness):又称惯用手、优势手,是人类最明显的不对称行为特征。

4. 双生子研究(twin study):是行为遗传学研究的传统方法,它以双生子为对象,研究生物学作用(遗传)和环境对行为性状的影响。

5. 人类行为遗传学(human behavioral genetics):是一个较新的研究领域,是研究遗传和环境因素对人类个体行为造成差异或变化的贡献。

二、问答题

1. 行为具有如下特点:① 具有种的特异性,摄食、交配等行为在不同物种具有不同特点。每一种生物都有它特殊的行为,愈是低等的生物,行为模式就愈单纯;② 行为是可以通过学习的过程而获得;③ 行为随生物的生物学结构或过程的变化而变化。例如,人因事故失去下肢后,他行走的方式也会随之改变;越是结构复杂的生物,行为也越复杂;④ 行为在相关物种间是进化的,如高度社会性,合作、利他主义,甚至面部表情。

2. 行为遗传的特点如下两种:

1) 基因参与了获得性行为的形成,行为性状的产生既含有遗传因素的作用,也含有后天习得因素的作用。行为的习得是通过不断的刺激、学习而形成的。然而,无论是遗传还是习得性行为,都与遗传因素相关。

2) 遗传或环境因素对同一行为在不同发育年龄阶段中的作用不同,遗传因素所起的作用是一种基本的作用,而环境因素则起到了独特的修饰作用,也

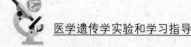
就是说,遗传因素是决定获得特定认知能力的基本条件,如果失去这种基本条件,环境因素就不能发挥其作用。

3. 行为遗传的方式如下:

1) 行为的单基因遗传模式,主要是指某一行为受单一基因控制的现象。

2) 行为性状的多基因遗传模式,行为性状大多数呈现数量性状遗传特点,数量性状的形成既受遗传因素影响,也受环境因素的影响。但遗传和环境如何决定行为性状的形成,推测可能存在以下两种作用形式:① 基因-环境的关联性(gene-environment correlation);② 基因-环境的交互作用(gene-environment interaction)基因和环境因素以无累加效应的形式影响行为形成。

4. 动物模型的建立一般有如下3种方法:

1) 在不改变遗传组成的前提下,用外科手术、特定条件、饮食等方法诱导变异产生;

2) 选择性杂交:通过多代的同胞交配,形成遗传上近似的一个近交系群体(目前可用克隆法形成)(inbred strain),利用近交系研究相同环境条件下行为的变异,分析遗传因素在行为变异中的作用,同时还可研究近交系内的行为变化,研究出生前后环境因素对行为的影响;

3) 用缺失或基因敲除、低表达或过度表达等方法建立转基因动物或将模型动物暴露于射线或化学药物等方法诱导获得特定的基因变异动物。利用这些基因结构或数量变异的模型动物研究环境或遗传对行为行成的贡献大小研究。

第十六章

一、单选题

1. B 2. D 3. C 4. A 5. D 6. A 7. B 8. D 9. A 10. A 11. D 12. B 13. E 14. E 15. C 16. D 17. E 18. A 19. B 20. A 21. E 22. A 23. C 24. C 25. E 26. C 27. D 28. D

二、多选题

1. ABC 2. ACD 3. ABCDE 4. CD 5. CDE 6. BCE 7. AB 8. ABCD 9. ABCE 10. CDE 11. BCE 12. ABD 13. ABCDE 14. ABC 15. ABCD

三、名词解释

1. 基因诊断(gene diagnosis):基因水平的遗传病诊断也就是基因诊断

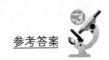

(genediagnosis)(又称为分子诊断,DNA 诊断)

2. 产前诊断(prenatal diagnosis):是指在胎儿出生之前应用各种先进的医学技术,如影像学、生物化学、细胞遗传学及分子生物学等,分析胎儿的染色体和基因,对先天性和遗传性疾病作出诊断。

3. 基因治疗(gene therapy):指运用 DNA 重组技术以修复患者细胞中有缺陷的基因,使细胞恢复正常的功能,达到根本治疗遗传病的目的。

4. 质粒(Plasmid):是独立存在于细菌和酵母染色体之外的双链闭合环状的 DNA 分子,可用于克隆小 DNA 片段的简单载体系统。

三、问答题

1. 智力低下的孩子,病因复杂,已经查明病因者,如慢性疾病、中毒、长期营养不良、听力及视力障碍,应尽可能设法去除病因,使其智力部分或完全恢复。由于染色体畸变等遗传因素引起的智力低下,无法治疗,只能预防,再生的孩子还会这样。

2. ① 明显生长发育异常、多发畸形、智力低下者;

② 多发性流产和不育的夫妇;

③ 性腺以及外生殖器发育异常者;

④ 原发性闭经;

⑤ 35 岁以上的高龄孕妇;

⑥ 已经生有染色体异常患儿的夫妇;

⑦ 身材高大,性情粗暴的男性;

⑧ 恶性血液病患者;

⑨ 长期接受 X 线、电离辐射的人员。

3. ① 群体筛查法;② 系谱分析法;③ 双生子法;④ 种族差异比较;⑤ 疾病组分分析;⑥ 伴随性状研究;⑦ 动物模型;⑧ 染色体分析。

4. ① 夫妇一方有染色体异常或生育过染色体异常患儿的孕妇;

② 夫妇一方为单基因病患者或生育过单基因病患儿的孕妇;

③ 35 岁以上的高龄孕妇;

④ 有不明原因习惯性流产史、畸胎史、死产史或新生儿死亡史的孕妇;

⑤ 夫妇一方为染色体平衡易位携带者;

⑥ 有脆性 X 综合征家系的夫妇或同胞中有严重 X 连锁隐性遗传病的孕妇;

⑦ 夫妇一方有神经管畸形者或生育过先天性神经管畸形的孕妇;

⑧ 羊水过多的孕妇;

⑨ 夫妇一方有明显致畸因素接触史；

⑩ 具有遗传病家族史或近亲婚配的孕妇

5. 遗传病的病史采集的内容

遗传病的临床诊断与普通疾病的诊断步骤基本相同，包括听取病人的主诉、询问病史、查体等。病史除应了解一般病史外，还应着重采集与遗传病家族聚集现象有关的以下项目：

① 家族史：整个家系患同种疾病的病史，能充分反映患者父系和母系各家族成员发病情况。

② 婚姻史：结婚的年龄、次数、配偶的健康状况及是否为近亲婚配。

③ 生育史：生育年龄、子女数及其健康状况，有无流产、死产、早产史、畸胎等。

6. 染色体检查：也叫核型分析，即通过血液或绒毛、羊水细胞制备染色体标本，进而显带（主要是 G 带、Q 带、银染等）、显微摄影，分组排列对比分析，确定核型是否正常。

7. 基因治疗的基本步骤包括：

① 分离、提取外源基因（目的基因）；

② 将目的基因安全、有效地转移（如显微注射法，同源重组法，病毒转移法等）到靶细胞中。

③ 使正常目的基因在受体中可以正确表达（如 ADA 缺乏症的基因治疗事例）。

8. 基因诊断是利用 DNA 重组技术直接从 DNA 水平检测人类遗传性疾病的基因缺陷。它较传统诊断方法的优点在于直接从基因型推断表型，即越过基因产物直接检查基因的结构而作出产前或发病前的早期诊断。此外、基因诊断还具有不受取材的细胞类型和发病年龄的限制，也不受基因表达的时空限制。

9. PCR－SSCP 法：是一种基于单项链 DNA 构象差别的快速、敏感、有效的检测——基于点突变的 DNA 多态方法。其基本原理是对已知基因点突变的遗传病，在其突变位点附近设计引物进行 PCR 扩增，将扩增的产物取出一部分，在 96％的甲酰胺中变性，然后在不含变性剂的中性聚丙烯酰胺凝胶电泳中电泳，由于单链 DNA 中碱基对或聚集，当温度或变性剂等环境发迹会引起不同的构象。因此，相同长度的单链 DNA 因其碱基顺序不同，甚至单个碱基的差异会形成不同的构象，从而导致电泳的泳动速度不同。如靶 DNA 中发生碱基替代等改变时会出现泳动变位，从而鉴别出有无基因突变。

10. PCR 技术是模拟体内条件下，应用 DNA 聚合酶反应特异性扩增某一 DNA 片段的技术。它根据待扩增区域两端已知序列合成两个与模板 DNA 互补的核苷酸引物，这一单链引物的序列决定了待扩增片段的特异性和片段长度，当有模板 DNA 存在时，引物便可在一定的复性温度下特异地与热变性形成单链的 DNA 模板互补形成"退火"。当有 DNA 聚合酶和 dNTP 存在时，便可在一定条件下，按 5→3 方向从引物端合成 DNA 链，从而可以产生倍增的 DNA 片段，当经过 30—35 个周期后便可产生 100 万倍以上的所需 DNA 片段。由于 PCR 扩增技术的快速、简便、准确、可靠，因此，该技术已广泛应用于遗传病的基因诊断，病原体的检测，肿瘤的 DNA 诊断，法医学亲权鉴定，性别鉴定以及在 DNA 水平上研究生物进化等。

11. 优点：① 使用时快速而容易，② 灵敏，③ 稳定可靠；缺点：① 需要靶序列的信息，② PCR 产物短小，③ DNA 复制的不精确性，1 kb 片段经 20 周期复制大约有 3.5% 产物有 1 个错误的碱基。

图书在版编目(CIP)数据

医学遗传学实验和学习指导 / 姚登兵，何江虹主编.
— 2 版. — 南京：南京大学出版社，2018.7
ISBN 978 - 7 - 305 - 20420 - 3

Ⅰ. ①医… Ⅱ. ①姚… ②何… Ⅲ. ①医学遗传学—
高等学校—教学参考资料 Ⅳ. ①R394

中国版本图书馆 CIP 数据核字(2018)第 140594 号

出版发行　南京大学出版社
社　　址　南京市汉口路 22 号　　　　　邮　编　210093
出 版 人　金鑫荣
书　　名　**医学遗传学实验和学习指导(第二版)**
主　　编　姚登兵　何江虹
责任编辑　刘　飞　蔡文彬　　　　　编辑热线　025 - 83686531
照　　排　南京南琳图文制作有限公司
印　　刷　常州市武进第三印刷有限公司
开　　本　787×960　1/16　印张 10　字数 164 千
版　　次　2018 年 7 月第 2 版　2018 年 7 月第 1 次印刷
ISBN 978 - 7 - 305 - 20420 - 3
定　　价　25.00 元

网址：http://www.njupco.com
官方微博：http://weibo.com/njupco
官方微信号：njupress
销售咨询热线：(025) 83594756